AF299884

57/26

TRAITÉ

SUR

LE CHOLÉRA ASIATIQUE.

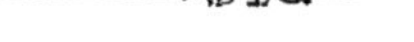

IMPRIMERIE DE A. BARBIER,
RUE DES MARAIS S.-G. N. 17.

TRAITÉ

SUR LE

CHOLÉRA ASIATIQUE

OFFRANT L'HISTOIRE DE CETTE MALADIE,

AINSI QUE LES MOYENS DE S'EN PRÉSERVER
ET DE S'EN GUÉRIR.

PAR

M. G. WEYLAND, DE WEIMAR,

DOCTEUR EN MÉDECINE,

MEMBRE DE PLUSIEURS SOCIÉTÉS SAVANTES.

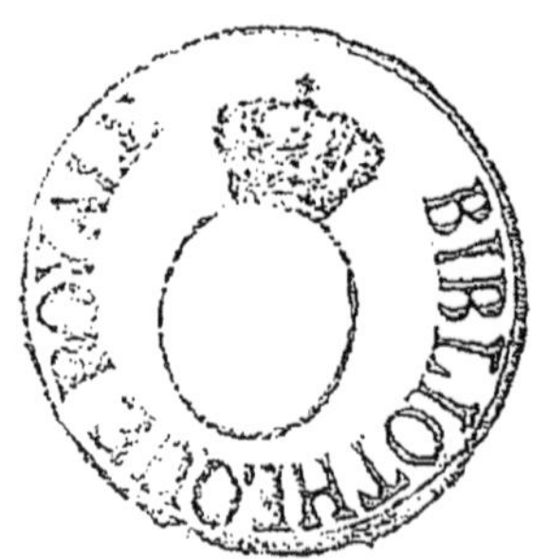

PARIS,

CHEZ L'AUTEUR, RUE CAUMARTIN, N° 7;
HEIDELOFF ET CAMPÉ, RUE VIVIENNE, N° 16.

1831.

PRÉFACE.

Je me suis proposé de tracer, dans ce petit ouvrage, un tableau abrégé, quoique fidèle, de ce fléau destructeur qui, parmi tant d'autres événemens malheureux de ces temps de commotions, remplit presque toute l'Europe de crainte et d'effroi.

Depuis l'époque où le choléra se montra pour la première fois en Asie et la désola, j'ai suivi constamment sa marche en silence et d'un œil soucieux, reconnaissant intérieurement que cette maladie pouvait devenir un jour un fléau terrible pour l'Europe; mes craintes se sont réalisées; elle a étendu ses ravages affreux sur la Russie, et a pénétré avec la même fureur en Pologne. Le reste de l'Europe espère encore qu'il en sera préservé par les mesures vigoureuses de la Prusse et de l'Autriche.

Mais les frontières de ces pays sont déjà franchies, et d'après le caractère physiologique de cette maladie, on doit avoir de justes motifs d'appréhender que rien ne puisse l'arrêter dans son cours.

J'ai pensé qu'il était convenable de communiquer maintenant au public l'ensemble des observations que j'ai tirées depuis plusieurs années de tous les rapports qui ont été publiés sur le choléra.

Loin de vouloir attribuer à cet opuscule un grand prix comme production scientifique, et d'avoir la prétention de présenter des découvertes importantes sur cette maladie, je me suis plutôt efforcé de réunir en corps tout ce qui était épars dans divers ouvrages, et d'offrir un tableau de cette maladie en rassemblant les traits dispersés dans les écrits des médecins russes, anglais et français qui en ont traité. J'y ai ajouté quelques observations générales sur la marche des épidémies, et j'ai cherché à démontrer par les faits, que l'apparition de nouvelles maladies a toujours coïncidé avec les périodes qui ont de l'importance dans le développement du genre humain.

Je remets avec confiance mon travail entre les mains des personnes qui ne peuvent se défendre de pénibles angoisses en voyant le choléra faire de jour en jour des progrès, et dont le cœur est tourmenté d'inquiétudes et de craintes pour tout ce qui leur est cher. Cette maladie saisit l'homme brusquement et sans être précédée de longs symptômes ; son cours rapide est fréquemment borné à quelques heures, et une mort prompte, qui souvent est un bonheur pour l'infortuné malade, le délivre de douleurs atroces et prolongées. On n'a pas toujours le temps d'envoyer chercher un médecin, tandis qu'il faudrait déjà employer les moyens les plus énergiques pendant la courte durée des symptômes qui précèdent cette maladie; et la mère désolée, en attendant inutilement le médecin et du secours, voit mourir précipitamment entre ses bras son mari et son fils. Mon intention, en écrivant cet opuscule, est de procurer dans des cas semblables, aux personnes prêtes à se livrer au désespoir, la consolation de connaître les remèdes qu'il faut employer dès le premier moment où cette maladie attaque quelqu'un, et de pouvoir, autant qu'elles en sont capables, lui porter elles-mêmes l'assistance nécessaire; car l'expérience a prouvé dans plusieurs lieux de la Russie, par exemple, à Saratov et à Baktchisaraï, que des personnes instruites, mais étrangères à l'art de guérir, ont pu sauver la vie à plusieurs malades qui manquaient absolument de l'aide de la médecine. Toutefois, je suis bien éloigné de prétendre que ce petit écrit doit rendre inutile le secours des gens de l'art. Il est seulement destiné à y suppléer, quoique d'une manière imparfaite, et à encourager chacun à prendre à temps les précautions convenables, et à employer les momens le mieux qu'il lui est possible jusqu'à l'arrivée du médecin.

Si cet opuscule pouvait, dans tous les cas, atteindre ce but, s'il pouvait donner du secours à une seule créature humaine dans ses instans d'angoisses affreuses pour l'existence des êtres qui lui sont chers, et s'il était possible que par l'emploi convenable des remèdes, dès l'invasion de la maladie, la vie de celui qui en est attaqué fût sauvée, alors je n'aurais pas travaillé infructueusement, et je croirais n'avoir pas été entièrement inutile à l'humanité en publiant cet écrit.

INTRODUCTION.

En examinant l'histoire de la civilisation générale du genre humain, un phénomène remarquable s'offre à nos regards ; à chacune des époques principales où les hommes atteignirent à un degré supérieur de la vie sociale, où de grands mouvemens des peuples et des états s'effectuèrent, nous voyons ces événemens accompagnés de l'apparition de maladies nouvelles qui se sont répandues partout. Sans avoir la prétention d'expliquer complètement ce phénomène singulier, j'essayerai cependant d'offrir sur ce point quelques considérations physiologiques.

Nous supposons que notre globe subit dans son intérieur des changemens continuels qui tendent progressivement à lui donner une plus grande perfection. Ce changement progressif se manifeste soit dans l'histoire de la culture intellectuelle du genre humain, soit dans l'histoire de la formation matérielle de la terre et de son organisme.

Les différentes espèces de maladies ont des rapports intimes avec la vie du genre humain, et cette vie subissant une palingénésie continuelle, il est nécessaire que les maladies y participent aussi. Cette palingénésie se montre par la disparition de maladies d'une espèce et par la naissance de maladies nouvelles; de sorte que chaque fois que la culture intellectuelle du genre humain et la formation matérielle de la terre éprouvent de grands changemens, ces époques sont accompagnées de l'apparition de maladies nouvelles.

A la vérité nous ne connaissons que peu de faits, dans l'histoire ancienne, qui prouvent la coïncidence de l'apparition de maladies nouvelles avec les époques importantes pour les progrès intellectuels du genre humain.

Qu'il me soit permis de citer quelques faits historiques qui parlent en faveur de l'opinion que j'ai émise.

Je me contenterai de rappeler brièvement la maladie qui régna dans l'armée des Grecs devant Troie (1400 ans avant J.-C.), parce

que nous ne la connaissons que par des rela-
tions trop incertaines.

La maladie pestilentielle qui, du temps des
guerres des Grecs avec les Perses, détruisit
presque entièrement l'armée de ceux-ci après
les batailles de Salamine et de Platée (481 ans
avant J.-C.), mériterait plutôt d'être men-
tionnée.

La naissance de maladies contagieuses dans
l'armée d'Alexandre-le-Grand, lorsqu'il reve-
nait de l'Inde septentrionale vers la côte ma-
ritime, est encore plus surprenante ; alors une
éruption cutanée d'une nature particulière et
contagieuse, et une maladie pestilentielle, se
développèrent parmi les troupes grecques et
en enlevèrent une grande partie (322 ans
avant J.-C.).

Lorsque, vers la moitié du troisième siècle
de notre ère, les grands mouvemens des peuples commencèrent en Asie et dans presque
toute l'Europe, et que l'immense empire ro-
main fut attaqué en même temps sur toutes
ses frontières dans ces deux parties du monde,
une maladie pestilentielle éclata, dura plus
de quinze ans (253 à 268), et ravagea l'Asie
et l'Europe.

En 375, lorsque des peuples de nations différentes, venant de l'Asie orientale, se précipitèrent comme un torrent sur l'Europe, une nouvelle maladie fondit avec eux sur cette partie du monde, se répandit sur toute sa surface, et fit des ravages plus affreux que les épidémies précédemment citées.

Contemplons le mouvement des peuples, qui eut lieu en Europe, depuis l'an 550 jusqu'à l'an 560. En Thrace les Bulgares font des incursions et dévastent tout le pays jusqu'aux portes de Constantinople : en Italie les Herules et les Rugiens, sous Odoacre, sont suivis par les Ostrogoths, qui, sous Vitigès, assiègent Rome ; Theudebert, avec ses Francs, dévaste la partie septentrionale de cette contrée ; les Visigoths, sous Totila, s'emparent de toute l'Italie ; après eux, les Allemanni et les Francs l'occupent ; enfin les Lombards arrivent de la Pannonie et en prennent possession : nous voyons également naître alors une maladie contagieuse. Elle dura près d'un demi-siècle et fut la plus opiniâtre et la plus dévastatrice de toutes celles qui ont existé dans le monde civilisé ; c'est la peste orientale (*pestis inguinalia*) : elle parut pour la première fois à Constantinople, en 558.

Au temps où l'Arabie devient le théâtre des guerres entre des peuples entièrement étrangers les uns aux autres, les Abyssiniens, les Perses sous Cosrouh, et les Romains; et notamment dans l'année 772 où les Chrétiens de l'Abyssinie y firent une invasion victorieuse, apparaît pour la première fois la variole, maladie dont l'importance est devenue si grande pour l'espèce humaine. Avec cette même époque coïncide l'origine ou au moins la première connaissance que l'on ait eue de la rougeole.

La période des croisades de 1098 à 1188 est marquée par les ravages de plusieurs maladies pestilentielles.

Dans la moitié du quatorzième siècle où de grands mouvemens de peuples arrivèrent en Asie, la maladie connue sous le nom de peste noire, venue de la Chine aux extrémités de l'Orient, prend son cours vers l'Occident et se répand sur l'Europe entière.

La découverte de l'Amérique par les Espagnols, en 1492, si importante dans l'histoire du monde, l'occupation des Indes orientales et d'une grande partie des côtes de l'Afrique ainsi que du Brésil par les Portugais, de 1500 à 1507 ; la réforme religieuse et la période florissante des arts en Europe sont accompagnées de l'apparition d'une maladie qui a exercé une grande influence sur le genre humain : la syphilis. Dans ce temps où la civilisation faisait de grands progrès en Europe, on observe aussi une activité particulière dans la production de maladies. Indépendamment de la syphilis, le scorbut, la plique et la suette se sont manifestés alors.

On devait présumer que de même que dans le seizième siècle, la période actuelle, si féconde en événemens, produirait des maladies nouvelles, et que le commencement du dix-neuvième siècle, temps non moins remarquable que le seizième, par la révolution française et ses suites, serait signalé dans la palingénésie des maladies, et en ferait éclore de nouvelles. On peut regarder comme telle, c'est-à-dire comme résultat des grands événemens de ce temps, une nouvelle maladie épidémique, l'ophthalmie égyptienne. Quoique dans son origine elle fût endémique, elle a pris, après avoir été importée d'Égypte en Europe, un caractère épidémique, et en se développant d'elle-même, elle a répandu ses semences terribles jusqu'en Norvège et en Russie, et a augmenté le nombre de nos maladies ordinaires.

Jetons maintenant un regard sur le temps présent où l'agitation se montre partout. En Grèce, l'esprit des anciens héros des Thermopyles se réveille; le peuple secoue les chaînes imposées par les Turcs; il les brise, et après un combat long et sanglant avec eux, les Grecs parviennent, par l'intervention des trois grandes puissances de l'Europe, à rendre la liberté à leur patrie. Les armées de la Russie franchissent le Balkan, pénètrent dans l'intérieur de l'empire ottoman, et portent la terreur jusqu'à Constantinople. La France qui s'est sentie profondément blessée dans ses droits et sa liberté, a dans les trois journées meurtrières de juillet 1830, renversé du trône l'ancienne famille de ses rois; une autre y a été élevée, et a de la peine à calmer le peuple excité et à le faire rentrer dans les bornes de l'ordre social. La Belgique se détache de la Hollande, et après une lutte, dans laquelle le sang a coulé, elle réussit à se rendre indépendante et à prendre place comme un royaume

particulier parmi les états de l'Europe.
Dans le Nord un peuple malheureux se débat pour cette même indépendance avec ses dernières forces, mais des forces de désespoir contre le colosse qui menace de l'écraser. Partout où nous portons les yeux, le peuple réclame ses droits naturels, et prend une attitude menaçante contre les princes et l'aristocratie. Cependant ce temps d'agitation n'a pas encore atteint son plus haut degré, et l'avenir prépare derrière son voile épais des événemens plus importans.

Si nous prenons en considération ce que l'histoire nous apprend, qui est que chaque période féconde en grands événemens se signale aussi dans la palingénésie des maladies, et en produit de nouvelles, il n'y a certainement pas trop de hardiesse à prétendre que l'apparition de ce mal qui, sous le nom de *cholera asiatica, spasmodica,* remplit l'Europe de terreur, est un résultat nécessaire de l'époque, a une connexion intime avec elle, et doit être regardé comme ayant ainsi qu'elle, son origine dans la vie de l'organisme de la terre.

Les influences cosmiques particulières qui consistent dans le rapport de l'état de la terre avec le soleil, et produisent un effet réciproque, ont, depuis plusieurs années, causé sur notre globe des changemens considérables qui se sont manifestés par des années froides et humides, par des altérations dans la température, des cantons froids étant devenus chauds, et des contrées chaudes étant devenues froides ; par des tremblemens de terre, des éruptions volcaniques, des ouragans et des inondations terribles. Ces changemens n'ont leur origine que dans un rapport particulier de l'atmosphère avec le globe terrestre, et les rapports cosmiques généraux ont depuis plusieurs années engendré dans le genre humain une disposition à certaines maladies épidémiques, une constitution épidémique, l'ont préparé et rendu apte à recevoir le choléra qui ravage l'Europe comme maladie pandémique ou épidémie.

D'après tout ce que je viens d'exposer, je suis intimement persuadé que rien ne pourra arrêter le cours du choléra. Il suivra en Europe une marche lente mais sûre, de l'Orient à l'Occident, se montrera de tous côtés, et répandra partout la désolation et la mort.

Telles sont les considérations physiologi-

ques dont je voulais faire précéder mon ouvrage ; quelque hypothétiques qu'elles soient
maintenant, cependant à mesure que l'on
examinera avec plus d'attention le rapport
intime du globe terrestre avec l'homme qui
vit à sa surface, on reconnaîtra de plus en
plus qu'elles sont fondées sur la connaissance
des faits.

HISTOIRE

ET

PROGRÈS DU CHOLÉRA.

I. *Signification de ce nom.*

Le mot choléra est dérivé du grec, et vient probablement, non pas de *cholé*, mais de *cholera*, gouttière qui conduit l'eau du toit dans l'intérieur des maisons en la refroidissant; opération avec laquelle on peut comparer les phénomènes de cette maladie. Quelques personnes ont essayé de faire venir la terminaison *ra* de *reó*, ce qui décèle une connaissance bien imparfaite du génie de la langue grecque.

Le choléra a reçu l'épithète d'asiatique, afin de la distinguer comme maladie nouvelle et particulière du choléra qui depuis un temps immémorial afflige le genre humain; d'autres écrivains l'ont appelé aussi *cholera spasmo-*

2

dica, *orientalis*, *indica*; les deux espèces de choléra sont quelquefois nommées par habitude mais inexactement choléra morbus.

II. *Histoire du choléra asiatique.*

L'Inde, ou plutôt le vaste pays compris entre l'Euphrate et le Gange est la patrie du choléra. Dans cette contrée où, en général, les maladies du foie et de la bile, et les fièvres de toutes les espèces règnent généralement, le choléra psoradique se montre fréquemment; mais ce n'est qu'accidentellement qu'il paraît avoir pris un caractère épidémique; par exemple, en 1756 et 1757, dans une armée anglaise rassemblée près d'Arcate; ensuite en 1781 et 1782, dans une armée française destinée à chasser les Anglais de Pondichéry; et en 1813, dans plusieurs garnisons et factoreries anglaises de l'Inde. Toutefois, dans ces divers cas le choléra resta renfermé dans des limites resserrées. Ces invasions peuvent en quelque sorte n'être regardées que comme les premiers avant-coureurs de la maladie qui se montre maintenant d'une manière si terrible; mais parce qu'alors elle n'était pas encore dans le temps, elle n'avait pas non plus la force convenable pour se développer avec énergie. Maintenant qu'il marche d'un pas égal avec les grands événemens politiques de nos jours, le choléra s'est manifesté sous une forme et avec une violence particulières; ses premiers avant-coureurs ne s'étaient formés et n'avaient marché qu'avec lenteur, il en a été de même de ceux qui l'ont immédiatement précédé.

Il paraît que la maladie éclata d'abord le 19 août 1817 dans le zillah de Djeffor, dans un lieu éloigné de 100 milles anglais au nord-ouest de Calcutta, et étendit bientôt ses ravages dans tout l'espace compris entre Silhet et Monghir sur le Gange : elle suivit les rives de ce fleuve jusqu'à Calcutta, où elle arriva au commencement de décembre de la même année. Là, se forma pour la première fois le foyer propre de cette peste, et nous pouvons en quelque sorte regarder cette grande cité comme le point de départ du choléra, car par son immense population, par la nature de son climat si favorable pour alimenter l'épidémie, par ses communications nombreuses avec tout le monde commercial, non-seulement cette maladie y exerça des dégats épouvantables, puisque souvent on comptait journellement deux cents personnes qui en étaient mortes, mais elle fut portée de là de tous les côtés avec une promptitude à laquelle rien ne résistait.

En partant de Calcutta, le choléra prit deux directions, l'une au Sud et au Sud-Est, l'autre au Nord-Ouest.

Sa marche au Sud fut très-rapide, il suivit principalement les routes que tenaient les marchands. Aux mois de septembre et d'octobre, il était dans la plupart des grandes villes de la presqu'île, à Nagpour, à Aurengabad, à Ahmednagor et à Pounah, et il éclata même à Bombay, dès le mois de septembre 1817. À Neblore sur la côte de Coromandel, il parut au mois d'octobre de la même année; à Madras, en janvier 1818; et en juin à Pondichéry, dans le Karnatic et à Tranquebar. Sur le chemin de Calcutta au Pendjâb, la maladie passa par Allahabad, Djeypour et Delhi, et arriva à Lahor en mars 1818. La navigation favorisa sa propagation au Sud et au Sud-Est. A Ceylan le choléra se manifesta dès 1818, et à Trivadéram ainsi qu'à Calicut en 1819; à l'île de France et à Bourbon il régna dès 1819, et en 1820 se répandit le long de la côte de Zanguebar et dans les îles de Pemba, Zanzibar et autres du groupe des Cobras. Il arriva vers la fin de 1819 á Arrakan, à Malacca et à Sincapour ; de là il gagna l'île de Bintang, puis celle de Bantam, et parvint en 1821 à celle de Java ; en même temps, il pénétra dans le golfe de Siam, atteignit Bankok, port très-commerçant à l'embouchure du Ménam, s'étendit le long des côtes de la Cochinchine et du Tonking, puis fila vers Canton ; il entra dans cette ville au mois d'octobre 1820. De-là il s'étendit dans toute la Chine ; il ravagea Pékin en 1821, 1822 et 1823, et en 1826 se montra pour la première fois dans la contrée voisine du lac Koukounor au nord de la grande muraille ; ainsi il a employé six années pour parcourir la Chine. Après avoir désolé Canton, il visita les îles de Ternate, Célèbes, Banda, et enfin Amboine. Ses dégats à Macassar furent si effroyables qu'il y attaqua plusieurs espèces d'animaux qui succombèrent.

II. La marche du choléra de Calcutta au Nord-Ouest est d'une bien autre importance, puisqu'elle se dirige immédiatement vers nous. Nous avons d'abord à considérer la Perse, le Golfe Persique, et les contrées arrosées par le Tigre et l'Euphrate. En 1821, le choléra était à Surate, sur la côte occidentale de l'Inde antérieure, et à l'entrée du Golfe Persique; à peu près à la même époque, il parut aussi à Mascate sur la côte orientale de l'Arabie, et dans une position oblique vis-à-vis Surate. En mai et en juin de la même année, il se déchaîna avec une telle violence sur Kicelmé, île très-chaude, aride et insalubre du Golfe Persique, que presque tous les habitans l'abandonnèrent, et que les uns s'enfuirent à Minah, sur la côte de Perse, les autres se réfugièrent dans les montagnes.

De là, le choléra poursuivit sa marche rapidement et sans rencontrer d'obstacles, vers la Perse où l'on n'avait pris aucune précaution, et se manifesta bientôt à Minab, à Bender-Abassi, et dans l'île de Bahrein. Au mois d'août, il était déjà parvenu à Bender-Bouchir; il ne tarda pas à franchir les montagnes qui bordent la côte, et s'avança promptement par la grande route vers Chiras. Partout la crainte et l'épouvante s'étaient emparées des habitans; la plupart s'enfuirent dans les montagnes. Les Persans attribuèrent l'apparition de cette maladie à l'influence de l'étoile de

Canope, qu'ils nomment Zoheil, et qui alors était visible un peu avant le lever du soleil. On dit qu'à Bassorah, sur 50,000 habitans, il en mourut en peu de jours près de 12,000. A Chiras, le choléra régna en septembre 1821; la mortalité y fut effroyable, parce que le gouverneur, les ministres et toutes les autorités abandonnèrent la ville et laissèrent les habitans sans aucun secours. Alors la maladie s'avança, en octobre 1821, au nord, vers Kergouhn, où le grand froid qui survint, la fit reculer pendant une couple de mois. Mais au printemps de 1822, elle reprit sa marche et ravagea les villes de Nain, Cachan, Koum, Kochroum, Yesd et Kilat, parvint à Tauris et se trouva ainsi sur les frontières de l'empire russe. Le 17 juin de cette même année, elle gagna Lankoran sur la côte de la mer Caspienne, remonta le long du Kour, et continuant sa route le long de la mer, elle atteignit Bakou, première ville considérable du domaine des tzars.

Mais le choléra avait également pris une autre route pour venir du Golfe Persique dans ces cantons. A la même époque, où de l'île de Kichemé, il avait gagné la côte de Perse, il était, au mois d'août 1821, arrivé à l'embouchure de l'Euphrate, avait remonté ce fleuve jusqu'à Bassorah et à Hillé, et le Tigre jusqu'à Bagdad, où il fit périr plus de 3,000 personnes. Ensuite, après avoir éclaté entre l'Euphrate et le Tigre, à Mossoul, à Mardine en août 1822, à Diarbekir en septembre et à Orfa en octobre, il n'alla pas plus loin vers le nord, parce que la chaîne des montagnes du Taurus formait en quelque sorte un cordon naturel.

A Bakou, le choléra trouva une route frayée pour s'avancer en Russie. En 1824 il parut à Astrakhan et à Krasnoiarsk. On ne connaît pas avec précision les ravages qu'il a exercés dans le pays des Mandchous, en Mongolie, dans le Tibet et dans les Steps des Kirghis. En 1828 et 1829 il se montra chez ce dernier peuple, et éclata à Orenbourg. En 1826 il s'était manifesté à Boukhara, et de là, il traversa la Perse septentrionale, ou bien passa sur un navire la mer Caspienne, et fondit sur la Géorgie. En 1829 il désola Tauris, et au printemps de 1830, répandit la consternation dans Tiflis, de même que dans les environs d'Orenbourg et d'Astrakhan ; de cette ville il remonta le Volga jusqu'à Sarepta ; pendant l'été de 1830 il affligea cette ville et le territoire de Saratov, et enfin en suivant pas à pas les grands chemins, entre le Don et le Volga, il prit d'un côté par Pensa, Samara, Cazan, Tambov, Voroneje, et, le 28 septembre, se manifesta dans Moscou. Par conséquent, la maladie avait parcouru en deux mois la distance d'Astrakhan, à cette métropole, qui est de 320 lieues.

Elle éclata le 27 août à Nijneï Novogorod; elle remonta ensuite le Volga en s'étendant davantage à la rive gauche de ce fleuve, parut à Kostroma, quelques jours après à Iaroslav, et attaqua successivement Vologda, Vladimir, Mouron, Sousdal et plusieurs autres villes, plus ou moins proches de Moscou, et arriva ainsi dans cette capitale.

Elle prit aussi une autre route le long du Don, et au mois de septembre se manifesta chez les Cosaques du Don; elle descendit ce fleuve, désola les villes situées sur ses deux rives, Donetskaïa, Tcherk, Asov et Tagaurog, atteignit en octobre Sebastopol sur la mer Noire, et passant par Nikolaïev et par Kherson, elle fondit dans ce même mois d'octobre sur Odessa et de là dans la Bessarabie. Elle exerça des ravages affreux dans la Moldavie;

jusqu'au 17 juin 1830, 300 personnes moururent à Iassy.

A Moscou, elle éclata absolument à l'improviste, et malgré toutes les mesures que prit l'administration, ses dégats y furent épouvantables. Depuis le 28 septembre 1830, jour de son apparition, jusqu'au milieu de mars 1831, on compta 8,576 personnes qui en furent attaquées; 4,690 succombèrent, 3,876 guérirent.

Examinons maintenant la route que suivit le choléra en sortant de la Bessarabie; il se porta d'abord sur les provinces de Volhinie et de Podolie, et s'avança par le grand chemin vers Varsovie, désolant dans sa marche les villes d'Ostrog, Tsaslav, Rovno et Louck. Il franchit le Bog et entra en Pologne; à la fin de mars il atteignit Lublin, puis Siedlec, et le 10 de ce mois existait déjà parmi les blessés et les prisonniers à Praga, faubourg de Varsovie; le 20 avril il était dans cette ville. Bientôt tout le pays, compris entre le Niemen et la Vistule, fut attaqué de la maladie. Le 18 avril elle se manifesta à Ostrolenka, Lomza, Drohiczyn, Poultousk, Makou, Plonsk et autres lieux. Le 23 elle désolait Augustow, et le 1er mai, Bialystok. Elle s'était ainsi approchée des frontières de la Prusse de ce côté, elle les envahit aussi par un autre en s'avançant vers la Silésie, car elle éclata à Warka, à Kawa et à Lowiecs. Elle remonta le cours de la Vistule vers Cracovie, et assaillit Kielce, en même temps elle descendit ce fleuve, et répandit l'effroi à Stuzewo près de Thorn.

Elle se montra le 18 mai à Mittau et le 20 à Riga. Jusqu'au 1er de juin, 707 habitans de cette ville en avaient été attaqués, 417 étaient morts. A la même époque elle envahit les deux petits ports de Liebau et de Polangen; le 26 elle atteignit Dantzick, et le 29 elle étendit ses ravages dans les villages de Kronenhoff, Nickwade, Emlage et Schnakenberg. Jusqu'au 10 août, 1,234 personnes y étaient tombées malades, 894 avaient péri, 271 étaient guéries; et dans tout l'arrondissement de la régence de Dantzick, 1,988 personnes avaient été prises par le choléra, 1,390 avaient succombé au fléau, 413 lui avaient échappé. Dans la province d'Augustow, il ravagea les villes de Mariampol, Suwalki, Wilkowisk et Neustadt.

En Galicie il attaqua un lieu après l'autre, le 20 mai il éclata à Lemberg où, jusqu'au 26 juillet, 4,762 personnes tombèrent malades, 2,457 moururent, 1,980 guérirent. A Brody, 1,135 personnes succombèrent du 5 au 30 mai. Dans toute la Galicie le fléau répandit la désolation jusqu'à la fin de juillet dans 296 lieux habités.

Il s'avance sur la grande route de Cracovie, jette l'effroi dans Iaroslaw, et enfin pénètre dans Cracovie même où ses ravages sont si affreux que chaque jour l'on y compta soixante à quatre-vingt-dix morts. Bientôt il s'étend dans toute la Hongrie et se manifeste à Chrzanow, ville qui n'est éloignée que d'une lieue des frontières de la Silésie.

Mais en même temps qu'il franchit les limites de l'Autriche et s'insinue en partie en Prusse, il éclate brusquement à Saint-Pétersbourg, le 26 juin jusqu'au 19 juillet, trois cent quatorze habitans de cette capitale étaient tombés malades, il en mourut deux cents. Le 30 juin le choléra était à Cronstadt, et jusqu'au 23 juillet on y compta dix-huit cent trente-un malades; neuf cent cinquante-huit périrent, cinq cent quarante-quatre échappèrent à la mort.

A Kalisch, ville de Pologne voisine de la

frontière prussienne, la maladie se montra le 24 juin; la Prusse en est menacée de plusieurs côtés. Toutes les mesures de précaution du gouvernement ne servent à rien, le choléra poursuit sa marche sans s'arrêter, et bientôt après son apparition à Dantzick il se manifeste le 11 juillet à Elbing, le 22 il commença son attaque au lieu nommé Deyschen-Stof près de Koenigsberg, et le 26 il s'était emparé de plusieurs quartiers de cette ville; jusqu'au 2 août, quatre cent dix-neuf personnes en furent atteintes, deux cent dix-sept y succombèrent, vingt-trois échappèrent. Alors il pénétra plus avant dans la Pologne prussienne, il attaqua Posen le 12 juillet; jusqu'au 12 août, quatre cent vingt-neuf en furent prises, deux cent cinquante-huit moururent, cent trente-cinq guérirent. Une fois la maladie avait heureusement passé au-delà de Thorn en l'épargnant, car elle n'avait régné que dans les environs et était allée delà à Dantzick; mais le 22 juillet, elle se montra dans les villages de Piasken et de Nieczewken voisins de Thorn, et le 24 elle éclata dans cette ville même. Le 1er août on en aperçut des traces à Bromberg, et le 31 juillet elle désolait Memel, où elle prit bientôt un caractère très-sérieux.

Maintenant le choléra s'avance de plus en plus en Prusse; d'un côté il pénètre jusqu'à Francfort-sur-l'Oder, de l'autre partant de la Hongrie, il menace Breslau. En se dirigeant vers Francfort-sur-l'Oder, il éclata le 8 août à Schwerin-sur-la-Wartha, où dès le 10 on comptait onze personnes qui en étaient mortes. Bientôt il désola les environs de Landesberg, et parut même dans cette ville; alors il n'était plus qu'à quelques milles de distance de Francfort. D'un autre côté, il s'approchait de Breslau, il se manifesta dans Beithen et dans Gross-Strelitz.

Nous voyons donc cette maladie marcher continuellement vers l'intérieur de l'Allemagne. Présentement elle n'est pas éloignée de Berlin, et sur un autre point, elle s'est montrée dans un lieu qui n'est qu'à quatre lieues de Vienne en Autriche. Si elle fait irruption dans ces grandes villes et y exerce ses affreux ravages, alors, il faut en convenir, on peut énoncer avec une triste certitude la crainte que tous les cordons sanitaires et les mesures les plus sévères employées par les gouvernemens, ne seront jamais capables d'arrêter ce mal redoutable, il poursuivra sa route de l'orient à l'occident; et après avoir pris naissance en Asie, cessera en Amérique.

De la propriété contagieuse du Choléra Asiatique.

Il règne encore une très-grande diversité d'opinions sur la question importante de savoir, si et jusqu'à quel point le choléra est contagieux et transmissible; il s'est formé à ce sujet deux partis, celui des contagionistes et celui des anti-contagionistes, et chacun cite à l'appui de son sentiment des faits péremptoires.

A Moscou et dans plusieurs autres lieux de Russie, on a réuni beaucoup d'observations prouvant que cette maladie n'est pas contagieuse, et celles de la plupart des médecins de l'Inde, d'Astrakhan, et de plusieurs autres endroits s'accordent presque toutes avec cette assertion. Dans plusieurs maisons, il est arrivé qu'une personne attaquée du choléra a été soignée et gardée sans aucune précaution par ses parens et ses amis, et cependant le mal ne s'est développé que chez ce seul individu, et a épargné les autres habitans du logis. On a vu non-seulement des médecins et des gardes-malades être exempts de la maladie, mais même des médecins partager leur temps entre les malades affectés du choléra, et ceux que d'autres infirmités accablaient, sans que pour cela le choléra fût propagé. On connaît même plusieurs exemples très-avérés de gardes-malades, qui ont partagé le lit de femmes attaquées du choléra, et qui n'en ont éprouvé aucun inconvénient. On a vu également des aides chirurgiens dans les hôpitaux se plonger dans l'eau encore chaude de bains d'où sortaient des cholériques, et ne pas être infectés du mal.

Les médecins qui soutiennent l'avis contraire citent principalement à l'appui de leur opinion la manière dont le choléra se propage, et cherchent par là à démontrer qu'il ne dépend ni du climat, ni de la température, ni de la saison. Mais il s'étend dans toutes les directions en traversant les cantons montagneux et les plaines. Ils essaient également de prouver que le choléra, depuis les lieux d'où il tire son origine, s'est surtout développé dans ceux vers lesquels le mouvement et la fréquentation des grandes routes commerciales lui ont frayé une voie, tant par terre que par mer, et lui ont ménagé des points de contact. Mais on peut répondre à ces objections que, en 1819, la maladie a régné aux îles de France et de Bourbon; et que, dans sa marche ultérieure, elle a épargné la côte orientale d'Afrique, l'Arabie occidentale et la partie occidentale de la Turquie d'Asie. Si elle était contagieuse, la dernière de ces contrées qui est très-peuplée, et qui a des communications très-actives avec la partie orientale de la Turquie d'Asie, où, en 1822, 1823 et 1830, le choléra sévissait avec la plus grande violence, n'aurait pas pu être épargnée par ce fléau, et cependant on n'y avait pris aucune mesure de précaution pour s'en garantir.

Je crois que dans cette discussion il faut, comme cela arrive ordinairement, chercher la vérité entre les deux extrêmes.

La contagion n'est pas un caractère nécessaire des véritables épidémies; mais elle l'acquiert généralement aussitôt que l'épidémie

se manifeste avec une grande intensité, et que
cette intensité s'accroît. Le choléra asiatique,
véritable épidémie, n'est pas, sous ce rapport,
nécessairement contagieux, mais il peut être
transporté d'un homme à un autre. Par exemple, dans les hôpitaux et dans les appartemens
étroits, où des malades du choléra sont res-
serrés les uns près des autres, si l'on néglige
de renouveler l'air, il se forme un foyer d'é-
manations de la maladie, d'où elle peut se porter sur les personnes qui sont en bonne santé.
Mais cette transmission du mal d'un homme
à un autre n'a lieu que dans certaines circonstances; et dès qu'une fois la maladie règne
quelque part, il naît trop facilement des circonstances qui favorisent sa propagation.

Sur ce sujet nous attendons des éclaircissemens plus détaillés; mais un fait paraît être
constaté présentement par un très - grand
nombre d'expériences, c'est que le choléra
n'est pas propagé par les marchandises ni par
les choses inanimées.

Le choléra offre encore une particularité
que je ne puis passer sous silence, et que l'on
a observée dans la plupart des épidémies,
c'est la marche de l'est à l'ouest. Déjà Pline a

fait mention de cette singularité : *Observatum est, à meridianis partibus ad occasum solis pestilentiam semper ire.* (Hist. nat. lib. 6, c. 51.) Ce fut ainsi qu'en 1783 , l'influenza se répandit d'orient en occident. Elle prit naissance à Kiakhta sur les frontières de la Russie et de la Mongolie , arriva en janvier à Saint-Pétersbourg, en février à Riga; en mai en Allemagne, et en septembre aux États-Unis de l'Amérique septentrionale. De même on dit que la peste noire fut apportée en trois ans, de 1346 à 1349, de la Chine dans l'Europe occidentale. La variole vint d'Arabie en Europe; la suette anglaise de 1485 arriva de Rhodes , passa par la France, et parvint en Angleterre; l'ophtalmie égyptienne se propagea d'Egypte en Angleterre, par conséquent de l'est à l'ouest; on prétend qu'il en est de même de la fièvre jaune, et cette opinion est vraisemblable , son nom de maladie de Siam indiquant qu'elle a été apportée d'orient en occident.

Cette particularité de la marche des maladies rappelle involontairement que les progrès de perfectionnement du genre humain ont constamment lieu de l'est à l'ouest ; elle rappelle les migrations des peuples partis de l'orient pour se rapprocher de la civilisation qui s'était développée en occident. De même les épidémies, et parmi elles le choléra, se montrent comme des organismes existant par eux-mêmes, et qui, participant à la tendance générale de la vie, se manifestent d'orient en occident.

Diagnostic de la maladie.

Il n'est pas facile de confondre le choléra asiatique avec une autre maladie, sinon avec le choléra sporadique; mais il peut être d'autant plus aisément pris pour celui-ci que l'attaque est plus violente. Par conséquent, avant de m'occuper de la description du choléra asiatique, je vais présenter brièvement quelques observations sur le choléra sporadique.

I. *Description du choléra sporadique.*

Le choléra sporadique est occasioné généralement par des écarts dans le régime diététique, des réfroidissemens, l'usage de boissons et de mets rafraîchissans, ou par l'ingestion de poisons; il peut devenir dangereux et même mortel, si la cause de la maladie n'est pas promptement écartée. Il se manifeste principalement dans les pays chauds et dans les pays froids en été; ses principaux symptômes sont des vomissemens et des diarrhées, accompagnées de coliques et de crampes. Le passage de jours chauds à des nuits froides, surtout en août et en septembre, donne souvent lieu à ces accidens; d'autres sont produits par l'usage fréquent de melons et d'autres fruits rafraîchissans, enfin on les a observés plusieurs fois chez des personnes qui avaient pris des glaces après s'être échauffées.

Les attaques du choléra se manifestent généralement pendant la nuit sans aucun phénomène précurseur qui les annonce. Le malade éprouve soudainement des douleurs d'estomac très-vives. Elles sont suivies de déjections, puis de vomissemens et de diarrhées continuelles. D'abord le malade ne rend que les alimens qu'il a pris; mais bientôt il vomit une matière acide et âcre, quelquefois amère, qui a une teinte verte; parfois aussi la matière liquide vomie est simplement aqueuse et visqueuse.

Le malade est très-faible; il éprouve des crampes, principalement dans le gras de la jambe gauche; au bout de quelques jours son visage est très-pâle, et abattu; toute la peau de son corps est d'un froid glacial, quoiqu'il se plaigne de chaleur intérieure et d'une soif inextinguible. Mais si l'attaque est quelquefois très-brusque, elle passe avec la même promptitude : souvent les évacuations cessent au bout de quelques heures; un sommeil bienfaisant soulage le malade, la peau redevient moite; bientôt l'appétit renaît, et les convalescens peuvent reprendre leurs affaires sans avoir besoin d'user long-temps de précautions.

Cette maladie n'a pas de caractère épidémique; elle cède à l'emploi des substances mucilagineuses, aux bouillons, au sagou, au salep et à l'usage du vin rouge. Quand elle devient très-violente, on a recours aux remèdes antispasmodiques, aux opiacés et surtout aux fomentations sur le bas-ventre et aux bains chauds.

Plusieurs de ces symptômes se manifestent aussi dans le choléra asiatique; mais celui-ci se distingue par d'autres signes, que l'on n'observe pas dans le choléra sporadique : de ce nombre sont le refroidissement de tout le corps, sa teinte bleuâtre , la perte du pouls, le figement du sang dans les veines, les angoisses terribles, etc.

La différence entre cette maladie et le choléra asiatique est importante à connaître, parce qu'elle évite des inquiétudes inutiles ; toutefois elle n'est pas facile à saisir, et souvent elle échappe. Il en est résulté que, nonseulement la guérison dans plusieurs cas a échoué, mais que, dans beaucoup d'endroits, on a répandu le bruit que le choléra asiatique s'était manifesté , tandis qu'il n'y existait pas ; mais fréquemment aussi, soit par crainte des mesures pénales, soit par ignorance de la maladie, on a pris le choléra asiatique pour le sporadique , et on a ainsi favorisé la propagation du fléau.

Maintenant la crainte générale du choléra asiatique sera cause que les malades se tromperont encore plus facilement, et prendront le choléra sporadique pour l'asiatique. Dans tous les cas, on doit, aussitôt après l'invasion du choléra sporadique, envoyer promptement chercher le médecin , et en attendant son arrivée, je conseille d'avoir recours aux fomentations et aux bains chauds, ainsi qu'aux frictions de substances spiritueuses.

II. *Description du Choléra asiatique.*

Quoique le choléra asiatique appartienne réellement aux maladies dont le cours est très-prompt, toutefois le degré de sa vitesse offre de si grandes différences, que même il peut en résulter des erreurs dans le diagnostic de ce mal. On y admet trois degrés qui, à la vérité, ne sont pas très-distincts.

Dans le premier degré, la durée de la maladie n'est que de quelques heures, de six au plus, et le plus ordinairement l'issue en est funeste. Cette marche a été principalement observée dans les lieux où la maladie s'était formée avec un caractère de malignité bien prononcé et où elle était parvenue à son plus haut degré. Dans ces cas, souvent les symptômes ordinaires du choléra, tels que les vomissemens et la diarrhée, ne se manifestent pas; mais en revanche la perte du sentiment, les crampes, l'absence du pouls, et le refroidissement de tout le corps, ne tardent pas à se montrer, et continuent jusqu'à la mort.

Dans cette circonstance le choléra peut aisément être confondu avec d'autres maladies; la peste par exemple suit quelquefois une marche semblable. Dans plusieurs cas, les épidémies de fièvre maligne ont un cours également rapide ainsi que divers genres de maladies restées long-temps dans un état qui n'a pas fixé l'attention, par exemple, les anévrismes se terminent non moins promptement par la mort, lorsqu'il survient une rupture, ou une hémorrhagie dans l'intérieur. Il n'y a que le rapprochement des symptômes et la circonstance que le choléra asiatique domine dans le moment, qui peuvent donner des éclaircissemens sur ce sujet. Quand le choléra asiatique se présente dans un lieu avec les symptômes qui caractérisent ce degré, l'erreur est inévitable.

Le second degré est le plus commun. La durée de la maladie, proprement dite, est alors de vingt-quatre, soixante-douze, quelquefois de quatre-vingt-seize heures; non compris le temps indéterminé de l'existence des symptômes précurseurs, ni la période de la guérison.

Dans le troisième degré, le choléra dure à

peu près une semaine et plus, et prend le caractère d'une maladie fiévreuse. C'est surtout ce
que l'on a observé à Moscou vers la fin de l'é-
pidémie.

Description de la marche ordinaire du choléra asiatique.

On peut distinguer ici trois périodes. La première comprend les symptômes précurseurs,
la seconde la maladie bien caractérisée, la troisième l'issue, soit par la mort soit par la guérison. Très-souvent la première période, au
grand préjudice des malades, ne fixe pas l'attention; tantôt les symptômes ne sont pas assez
graves pour causer de l'inquiétude à la personne attaquée et l'engager à appeler le secours des hommes de l'art; tantôt ces symptômes ne sont pas attribués à la maladie à laquelle
ils appartiennent, mais sont considérés comme
un état gastrique ou comme une indisposition
accidentelle.

Voici les symptômes que l'on remarque dans
la *première période*.

Le malade éprouve de l'oppression dans la
poitrine, et sa respiration est pénible; il res-

sent au-dessous des côtes gauches et du sternum une impression étrange, une sorte de battement irrégulier et de la chaleur dans tout le corps, de la douleur dans la région ombilicale, un vertige périodique, mais ordinairement continu dans la tête, une activité et une excitation plus grandes dans le pouls, mais sans dureté, des borborismes continuels dans le ventre avec un sentiment de réplétion ou de surcharge de l'estomac, quoique le malade soit très-réservé pour sa nourriture; l'absence d'évacuations alvines, la perte de l'appétit, l'alternative de froid et de chaleur, la sueur froide du front et l'insomnie sont les premiers symptômes qui annoncent aux malades la seconde période; celle-ci est bien plus redoutable.

La *seconde période* est proprement celle de la maladie.

Aux symptômes que je viens d'énumérer, et dont la durée n'est pas déterminée, se joignent ensuite de fréquentes déjections, et bientôt un vomissement aqueux les accompagne. Les évacuations composées de fluides aqueux n'ont lieu qu'avec de douloureux efforts, ont une odeur douceâtre, désagréable; on y voit nager des flocons visqueux et des substances semblables au blanc d'œuf; quelquefois ces substances sont bourbeuses, troubles et de différentes couleurs, jamais elles ne sont mêlées de bile.

En même temps que cette période commence, les traits du visage se contractent, les yeux se retirent en quelque sorte au fond de leur orbite, et le regard prend un caractère particulier qui excite la compassion.

Le sentiment d'oppression de la poitrine devient une sensation affreuse de chaleur et de contraction. La respiration est extrèmement pénible, tantôt ralentie, tantôt précipitée. Il n'est pas possible d'apaiser la soif; ordinairement les malades demandent avec instance l'eau la plus froide.

La voix devient rauque et voilée; le blanc des yeux se remplit de sang; le mal de tête acquiert une plus grande violence et les vertiges produisent la défaillance.

Les extrémités sont atteintes d'un froid glacial; le bout des doigts et les lèvres deviennent bleues. Le froid de la peau augmente de plus en plus; elle est couverte d'une vapeur froide; celle-ci se rassemble en une moiteur copieuse, froide, crue, qui recouvre, principalement aux extrémités, les enveloppes cutanées; celles-ci sont contractées, et l'on croirait qu'elles ont subi une coction.

Le pouls, qui auparavant était faible et fréquent, devient si petit qu'il est presque impossible de le sentir; il finit par n'être plus sensible et disparaît entièrement.

Chez beaucoup de malades, la langue reste nette, chez d'autres elle est couverte de substances visqueuses, noirâtres, chez quelques-uns elle est sèche et remplie de fentes.

A ces symptômes se joignent des contractions et des crampes affreuses, principalement dans les membres, souvent elles sont si violentes que l'on ne peut pas maintenir dans son lit le malade qu'elles tourmentent; ces crampes augmentent encore. Après les extrémités, les muscles du ventre en sont attaqués, et enfin ceux de la poitrine et du diaphragme. Quant à la nature des crampes, elles paraissent être plutôt du genre clonique que du tonique. Toutefois leur nature varie beaucoup dans les différentes périodes de la maladie, et encore chez le même malade. Dans quelques cas, elles sont, au commencement de la maladie, plutôt toniques, mais peu à peu elles prennent la

forme clonique, qui en général paraît être do-
minante.

Le sang tiré des veines est épais et noir, et
ne coule souvent que par gouttes de la veine
ouverte; il ne se partage pas en sérum et en
caillot parce qu'il consiste presque entièrement dans cette dernière partie et compose une
masse tenace.

Durant cette période, les malades sont communément inquiets, quelquefois même à un
très-haut degré, ils se jettent constamment
tantôt d'un côté, tantôt de l'autre, et tout leur
maintien annonce qu'ils ressentent de grandes
souffrances. Quoiqu'ils soient chagrins et se fâ-
chent si on les dérange, quoiqu'ils ne puissent pas parler et que leurs forces physiques
soient absolument anéanties, ils conservent
cependant l'usage de leurs facultés intellectuelles jusqu'au dernier moment de leur existence.

Maintenant un froid glacial se répand sur
tout le corps, la respiration devient de plus
en plus difficile, la langue se refroidit et est
tremblante, l'haleine même perd sa chaleur
naturelle. Les yeux ne sont plus qu'à moitié
ouverts, et il survient des convulsions d'abord

aux extrémités, ensuite elles gagnent tout le corps. Alors les malades sont plus tranquilles, gardent toute leur connaissance, et ont un pressentiment assuré de leur mort. Chez quelques-uns, les crampes attaquent la vessie et les organes urinaires ; il en résulte une rétention d'urine que l'on ne peut faire cesser par aucun moyen, et qui met bientôt un terme à la vie. Pendant le cours de la maladie, la salive et toutes les sécrétions glandulaires semblent être supprimées.

Dans la troisième période, quand l'issue est malheureuse, la mort arrive, soit accompagnée d'un accroissement constant des accidens qui viennent d'être décrits, soit après une amélioration apparente, puisque les évacuations et les crampes cessent. Mais les yeux et les autres parties du visage s'affaissent de plus en plus, et la cornée prend un aspect entièrement flétri. Les malades meurent presque toujours tranquillement, résignés, et jouissant de leur conscience jusqu'au dernier moment. Dans les cas favorables, la maladie prend brusquement une tournure heureuse, et si l'on a donné de bonne heure les secours nécessaires, la guérison arrive aussi promptement

que le mal s'était déclaré; si les remèdes ont
été retardés, la santé revient de même, mais
plus lentement.

Symptômes favorables et défavorables.

L'exposé, qui précède, fait voir quels sont
les phénomènes qui peuvent être regardés
comme particulièrement de mauvais augure
ou passer pour favorables. Afin de répandre
plus de clarté sur ce sujet, je vais de nouveau
les passer en revue.

Je parlerai d'abord des symptômes défavorables; ils sont évidens, lorsque, malgré l'emploi de tous les remèdes, les accidens énumé-
rés dans la description de la maladie augmentent rapidement; lorsque les évacuations
sont fréquentes et copieuses, surtout sans être
colorées en jaune; lorsque tout le corps est
considérablement refroidi; lorsque la respiration est extraordinairement lente et gênée ou
précipitée, et pénible comme si le malade était
avide d'air; lorsque l'action du cœur diminue
tellement qu'elle ne produit plus aucune pul-
sation dans les extrémités; lorsque l'angoisse

est très-violente, que les crampes acquièrent plus de force, surtout quand la faiblesse est excessive. On doit principalement regarder comme un mauvais indice, quand, à l'ouverture de la veine, le battement du pouls devient plus faible ou même absolument insensible; alors la mort est ordinairement inévitable.

Voici les symptômes favorables :

Continuation de la chaleur à la surface du corps; retour du pouls; disparition de la couleur bleue aux mains et aux pieds; cessation des vomissemens, retour de la sécrétion de l'urine jusqu'alors supprimée, et une sueur peu abondante, tels sont les avant-coureurs du rétablissement de la circulation générale. Ces symptômes, extrêmement satisfaisans, sont la disposition montrée par le malade de goûter un sommeil tranquille; le regard qui n'est plus effaré, les lèvres, la langue et la bouche qui reprennent une couleur vermeille, enfin l'inquiétude générale qui diminue.

Ces indices font à la vérité présumer une issue favorable de la maladie, toutefois dans plusieurs cas, après la disparition du choléra proprement dit, il est suivi d'un état de typhus, et fait de nouveau courir de grands dangers à la vie.

Des symptômes primitifs du choléra épidémique.

Il est de la plus grande importance pour la vie des malades que l'on connaisse avec précision les symptômes qui caractérisent la période de l'invasion du choléra asiatique ; c'est par ce motif que je veux encore traiter ici spécialement de cette période, et rapporter une partie des observations publiées, à ce sujet, par MM. James Annesley et Colledge, médecins anglais.

Un observateur attentif reconnaîtra aisément, à ces symptômes, l'époque à laquelle la maladie menace d'attaquer quelqu'un, et alors il pourra, par l'emploi de moyens convenables, empêcher qu'elle n'atteigne le degré de violence qu'elle prendrait immanquablement si elle était abandonnée à elle-même seulement pendant quelques heures.

On observe dans le visage du malade, dit M. James Annesley, les premiers changemens qui annoncent l'invasion du choléra. Les traits du visage indiquent un état qui se rapproche de l'inquiétude, sans que le malade le remarque toujours, ou en général se sente mal à son aise. Quand, dans cette période, on demande au malade comment il se porte, il répond ordinairement : « Très-bien. » Mais si on l'interroge d'une manière plus précise, il annonce qu'il éprouve des impressions d'un genre tout particulier qu'il ne peut pas décrire clairement, quoiqu'il ne sente ni douleur, ni incommodité; cependant, il est agité, triste et morose; une sueur gluante se montre quelquefois sur sa peau; le pouls est à la vérité assez plein et dur, et cependant manifestement déprimé.

Il faut, de plus, observer, au sujet de cette période du choléra, que pendant sa durée les malades éprouvent de fortes nausées et que les selles ont moins de consistance qu'à l'ordinaire. Les matières qui se trouvaient dans les gros intestins sont alors évacuées; par conséquent, les excrémens offrent un aspect variable qui dépend de l'état où étaient les organes de la digestion lors de l'invasion de la maladie.

Dans cette période, le malade ne se plaint pas de douleurs réelles, pas même de pesanteur dans le bas-ventre. Il se sent extrêmement épuisé et incapable d'aucun effort. Il éprouve fréquemment des douleurs abdominales et des coliques ; mais elles disparaissent ou sont au moins considérablement diminuées par l'effet des évacuations spontanées qui surviennent dans cette période. La sécrétion de l'urine devient peu abondante et peu fréquente. L'abdomen est extraordinairement tendu, suivant toutes les apparences, par une congestion dans les intestins, et l'on observe cette circonstance même dans les cas où les malades, après des vomissemens et des déjections nombreuses, se plaignent d'une sensation de vuide.

M. Colledge décrit ainsi les premiers symptômes de cette maladie : « Quand on s'approche du malade, on remarque dans son » maintien la lassitude sous laquelle il semble » succomber ; en même temps, le visage pâle » a une expression d'inquiétude et de souci ; » dans les périodes subséquentes, il a une ex-» pression de douleur, et est abattu. Les ma-» lades tiennent des discours variés : « Il faut

» que je cesse de travailler, mais je ne sais pas
» ce qui m'arrive ; j'ai une espèce d'embar-
» ras dans le ventre et les boyaux me crient...
» C'est ainsi que s'expriment les malades ;
» d'ailleurs ils sont chagrins, ils soupirent et
» se sentent mal à leur aise.

» Souvent il se joint à ces symptômes une
» douleur dans la direction du diaphragme
» avec un sentiment de tiraillement de la poi-
» trine. Quelques malades se plaignent de
» souffrir en aspirant l'air avec force, et aussi
» d'éprouver des maux de tête et des vertiges.
» Le pouls est régulier, mais précipité et dé-
» primé ; la langue est rude et sale ; le malade
» demande surtout des boissons froides ; la
» bouche est pâteuse, et la soif est inextingui-
» ble. Quand, dans ces circonstances, on a
» tiré du sang, on l'a trouvé de couleur fon-
» cée, et à chaque vomissement qui accompa-
» gne souvent l'ouverture de la veine, succé-
» dait un soulagement marqué. »

De la nature du Choléra asiatique.

Les opinions des différens observateurs sont

encore très-divergentes sur la nature de cette maladie.

Au commencement du choléra plusieurs médecins l'ont regardé comme une maladie inflammatoire. Les uns voulaient trouver sa cause prochaine dans une inflammation des intestins, d'autres dans une inflammation du cœur. Maintenant on est presque généralement revenu de ces sentimens.

Une autre idée plus plausible est partagée par plusieurs médecins. Ils pensent que le choléra est une inflammation nerveuse, et expliquent ainsi leur manière de voir : L'influence épidémique extérieure augmente beaucoup la partie veineuse du sang. L'accroissement de la formation du sang veineux cause à la partie du système nerveux qui dirige le système veineux du bas-ventre, foyer de toute l'action veineuse, au plexus solaire et spécialement au plexus hépatique, un travail beaucoup trop considérable pour son activité normale, et qui par le miasme qui domine, ainsi que par l'affluence plus grande du sang veineux, augmente de moment en moment. Alors l'organisme doit procurer à ces portions de nerfs, par une affluence suffisante d'humeur, une action vitale plus vive; mais comme la puissance de ces nerfs prend toujours plus d'extension, cette action vitale doit s'élever à un si haut degré, qu'il en résulte une irritation inflammatoire de ce système nerveux.

La maladie consiste donc essentiellement dans une inflammation des nerfs du bas-ventre.

D'après la forme extrêmement rapide que présente le choléra, tout le plexus solaire et les nerfs avec lesquels il est en communication, sont attaqués d'une inflammation de leur substance, leur action est presque paralysée soudainement, et leur paralysie complète arrive bientôt. Le malade meurt à l'instant ou dans quelques heures. Cette espèce est nommée ganglionite centrale médullaire.

Dans la forme la plus bénigne du choléra ou dans le choléra sporadique, les nerfs dont il vient d'être question s'enflamment dans leur périphérie : alors, c'est une ganglionite neurilematite périphérique.

Le choléra épidémique est un mélange de ces deux espèces, l'inflammation des ganglions. Le plexus hépatique est attaqué de la ganglionite centrale, les autres nerfs le sont de la ganglionite périphérique. Ce sont ces nerfs qui occasionnent les déjections, les vomissemens, les crampes et les autres accidens excessifs. Dans la dernière période de la maladie, où souvent ces accidens cessent totalement, la ganglionite centrale s'empare aussi de ces nerfs. Le sang que la veine porte conduit au foie ne peut plus être employé à la préparation de la bile, et il est dans toute sa nature carbonique apporté au ventricule droit du cœur et au poumon; ainsi se forme l'énorme quantité de sang veineux qui, dans le cours de cette maladie frappe si fort les yeux de l'observateur.

D'autres médecins ont cherché la cause de la maladie dans une obstruction convulsive des conduits de la bile qui empêche celle-ci de se dégorger dans l'intestin duodénum. L'absence de secrétions bilieuses, et la surabondance de la bile après la mort, semblent principalement indiquer cette cause du choléra. Toutefois cette explication n'est pas satisfaisante, car dans le choléra asiatique, jamais une extravasion de la matière bilieuse n'a lieu comme on l'a observé dans la jaunisse et dans la fièvre jaune. Vraisemblablement la bile, à cause de sa nature trop épaisse, reste dans la vésicule du fiel, tandis que les fluides aqueux en sont séparés par les vomissemens et la diarrhée. La cause de l'épaississement de la bile est produite probablement dans les mêmes momens qui engendrent la condensation et la coagulation du sang. Cette opinion est plausible, lorsque l'on fait réflexion à la secrétion de la bile dans le foie par le sang épais et peu fluide de la veine porte, et où même dans l'état de santé il y a une plus grande quantité de carbone que dans les autres viscères.

Un autre sentiment que je cite à cause de sa singularité, est celui du docteur Hahnemann, médecin allemand, connu comme fondateur d'une méthode thérapeutique qu'il a nommée Homœopathie.

M. Hahnemann cherche la cause de la maladie dans un miasme de choléra, qui vraisemblablement consiste en un animalcule imperceptible à nos sens et meurtrier qui s'attache à la peau, aux cheveux ou aux autres parties du corps, ou bien aux vêtemens des hommes, et est ainsi porté invisiblement d'un individu à un autre. Il recommande en conséquence le

camphre qui, parmi tous les autres médicamens, possède le plus la propriété de tuer
promptement par son émanation, les animaux
les plus menus de l'ordre le plus bas, et qui
ainsi est le plus propre pour anéantir très-
vite ces miasmes du choléra, et en délivrer les
personnes qui en souffrent, ainsi que de la
maladie qu'ils ont occasionnée. Je n'ai nulle-
ment l'intention de combattre le résultat salutaire de l'emploi du camphre, au contraire je
reviendrai sur ce sujet, quand je m'occuperai
du traitement du choléra ; mais quant à l'opinion relative à un animalcule imperceptible à
nos sens et formant le miasme du choléra, je
doute qu'elle trouve des partisans parmi les
gens raisonnables.

Peut-être se rapprocherait-on davantage de la
vérité, en rangeant le choléra parmi les maladies
auxquelles on donne le nom de paralysantes.

En conséquence, l'essence du choléra consiste dans une paralysie du cœur; de là viennent l'angoisse et le serrement de cœur ex-
traordinaires; le cœur et le système des vaisseaux sanguins sont privés de la force nécessaire pour pousser la masse du sang dans
toute l'étendue du corps; de là, le froid gla-

cial de tout le corps ; et ainsi il n'est pas exact de dire, que le sang s'est retiré dans l'intérieur du corps ; c'est plutôt le cœur qui n'a plus assez d'activité pour porter le sang aux extrémités.

La même cause qui paralyse l'action du cœur, ralentit le court passage du sang dans les poumons, l'oxidation du sang ne s'y effectue plus, et la masse du sang saturée de carbone s'amasse dans les gros vaisseaux du bas-ventre.

La séparation naturelle et nécessaire du carbone et de l'azote du sang veineux dans les poumons n'ayant plus lieu, ce sang se décompose et ses parties séreuses et aqueuses s'en détachent dans le ventre et dans le canal intestinal, d'où elles sont expulsées par les vomissemens et la diarrhée. L'affluence en trop grande quantité et la congestion du sang dans le bas-ventre occasionnent peut-être ces crampes terribles dans les muscles du ventre qui souvent se tuméfient d'une manière considérable et produisent des douleurs atroces.

Cette théorie d'une paralysie de l'énergie du cœur, aide à expliquer les accidens de cette maladie, et à rendre raison de la méthode

thérapeutique trouvée jusqu'à présent la plus
certaine.

Des causes prédisposantes et occasionnelles du choléra asiatique.

J'ai déjà énoncé la proposition, et je la ré-
pète en ce moment, qu'une disposition incon-
nue et insalubre de l'atmosphère, une constitution épidémique de l'air, soit qu'elle consiste
dans l'électricité ou dans les exhalaisons de la
terre, doit être considérée comme la cause ef-
ficiente du choléra, et que le type épidémique
de cette malaide ne pourrait être formé sans
cela.

Cette constitution épidémique de l'air, n'im-
porte quelle puisse être sa nature, paraît agir
comme cause affaiblissante et accablante au
plus haut degré. Or, tout ce qui directement
ou indirectement affaiblit le corps, le prive
de la force de résister à cette action, et est
par conséquent une cause prédisposante de
cette maladie. Les modifications que le choléra subit dans sa violence et dans sa propagation sont également faciles à expliquer d'a-
près cette théorie, quand on fait réflexion que

l'intensité des causes réelles de cette maladie n'est pas toujours la même, que les malades ne sont pas prédisposés au même degré à la recevoir, et qu'une orgasination est plus propre qu'une autre à lui opposer une résistance efficace.

Quand un individu, par la réplétion du système sanguin, la faiblesse, la facilité à être affecté par les impressions étrangères et la disposition aux maladies convulsives, est en général susceptible de gagner des maladies, il suffit, quand l'épidémie fait des progrès, qu'il s'écarte un peu de sa manière de vivre ordinaire, pour que le choléra se manifeste chez lui. Ainsi l'on a observé qu'un dérangement accidentel de la transpiration cutanée, le refroidissement des pieds, la suppression des menstrues chez les femmes, étaient les causes occasionnelles de cette maladie.

De même le travail continué pendant la nuit, la peur, l'inquiétude, la crainte, le découragement, un état de débilité et des maladies antérieures, des soucis continuels sur la santé, l'usage de mets et de boissons de mauvaise qualité et indigestes, l'usage immodéré de liqueurs spiritueuses et surtout de l'eau-de-vie, et une demeure étroite, mal aérée et humide, de même qu'un genre de vie désordonné et déréglé, ont les causes occasionnelles du choléra.

Suivant quelques personnes, les femmes sont plus sujettes que les hommes à cette maladie, ce qui tient peut-être à ce que leur constitution est plus faible et à ce qu'elles sont douées d'une plus grande irritabilité. On pense que les femmes enceintes en sont plus facilement attaquées, ce qui doit provenir de la nature veineuse de leur sang, car celui des malades du choléra est extraordinairement veineux. Selon d'autres personnes, les hommes sont aussi aisément attaqués du choléra que les femmes, et même plutôt qu'elles, parce qu'ils sont exposés aux causes prédisposantes à la maladie. Elle frappe plus particulièrement les individus déjà avancés en âge.

On a remarqué que la maladie a régné avec plus de violence dans les temps humides, couverts et chauds, que lorsque la température est sèche quoique chaude, surtout lorsque l'évaporation augmente. Dans les journées sèches et froides, le nombre des personnes qui tombaient malades a été également moindre,

quoique l'expérience ait prouvé en Russie que
même le froid rigoureux a pu à peine retar-
der de quelques mois la marche du choléra.

RÉSULTAT

DE DIFFÉRENTES AUTOPSIES CADAVÉRIQUES.

État extérieur.

Les extrémités étaient contractées et ri-
dées; elles avaient une couleur bleuâtre. Les
lèvres et les autres parties non recouvertes
par la peau avaient une couleur sombre et
pourprée; les parties molles étaient resserrées,
les yeux enfoncés dans leur orbite, les traits
du visage prodigieusement abattus, relative-
ment à la courte durée de la maladie, avaient
un caractère cadavéreux qui frappait; les
vaisseaux de la surface cutanée étaient rétré-
cis et vides de sang.

Cavité cérébrale. Les sinus et les veines
du cerveau, ainsi que ses membranes, étaient
toujours gorgés d'un sang noir, épais et visqueux. L'arachnoïde était souvent transpa-

rente, un peu épaissie et adhérente aux membranes contiguës. Dans les ventricules et entre les membranes se trouvait fréquemment un peu de fluide séreux ou gélatineux. La substance du cerveau était ordinairement molle et pâteuse, mais on y rencontrait rarement des traces visibles d'une augmentation d'action des vaisseaux.

La congestion de sang noir et le fluide que l'on rencontre si souvent semblent avoir occasionné l'atonie, la difficulté d'entendre, le vertige et le bourdonnement dans les oreilles, que l'on observe ordinairement pendant la maladie; ces indices sont généralement plus considérables dans les cas où ces symptômes se sont manifestés avec le plus de violence.

Cavité pectorale. On a trouvé communément le cœur et les grands vaisseaux veineux fortement distendus par une grande quantité de sang noir et épais, qui, dans quelques cas, était fluide, dans d'autres l'était seulement à moitié, et dans d'autres enfin était coagulé; alors il ressemblait à une gelée noire et grenue. La substance du cœur paraît quelquefois plus molle et plus facile à se déchirer que dans l'état normal. Les poumons étaient ordinairement rapetissés, appliqués l'un contre l'autre, remplis d'un sang noir plus pesant que dans l'état ordinaire, et présentaient un aspect charnu et comme meurtri. La plèvre était communément pâle et saine. Le péricarde était comme dans l'état naturel, et contenait quelquefois une petite quantité de sérum.

Toute personne éclairée verra que ces indices correspondent avec le dérangement de la respiration et la série des accidens observés dans le cours de la maladie. On a trouvé également que le degré de ces changemens était exactement proportionné à celui du désordre des fonctions.

Cavité abdominale. A l'ouverture de la région abdominale, on a quelquefois observé, chez des malades morts en très-peu de temps, une odeur particulière et désagréable. Le *ventre* contenait ordinairement une quantité plus ou moins considérable d'un fluide aqueux, trouble et parfois grumeleux. Ce fluide ne présentait pas toujours la même apparence; tantôt il était incolore, tantôt verdâtre, ou tirant un peu sur le jaune, tantôt brun, presque noir.

Communément on n'observait dans la partie du péritoine qui recouvre le ventre, qu'une congestion dans les veines, plus considérable qu'elle ne l'est ordinairement. La membrane muqueuse était quelquefois couverte d'une mucosité de couleur foncée et tenace; lorsqu'on l'écartait, on reconnaissait qu'il existait une congestion veineuse considérable dans les vaisseaux capillaires. Cette congestion semblait avoir son siége principal dans le tissu cellulaire situé sous la membrane muqueuse, et elle était si considérable dans quelques endroits, qu'on l'aurait prise pour des ecchymoses de cette membrane. Quelquefois la membrane intérieure était très-ridée; elle paraissait épaissie et était molle au toucher, surtout quand le ventre n'était pas distendu par des fluides ou de l'air. Souvent le ventre était flasque et affaissé, et on pouvait en percer la peau, avec un corps dur, beaucoup plus aisément qu'à l'ordinaire. Dans les cas où une réaction des forces vitales avait eu lieu, la surface intérieure du ventre, surtout dans le voisinage du pylore, était plus vivement colorée, presque rouge, et semblait être épaissie et contractée; les épiploon (*omen-*

tum) étaient quelquefois plissés ou retirés vers un des côtés de l'abdomen.

Les *intestins grêles* étaient parfois, dans quelques endroits, plus serrés qu'à l'ordinaire; ils étaient quelquefois distendus par des flatuosités, et leurs veines étaient généralement très-remplies de sang noir; à l'extérieur, ils paraissaient épaissis, amollis, et leur couleur variait, depuis le rouge pâle, en passant par toutes les nuances plus foncées, jusqu'au pourpre sombre : la première teinte s'observait notamment sur l'enveloppe péritonéale du duodénum et du jejunum; la dernière sur celle de l'iléum, à peu près au point où il se joint au cæcum. Ces nuances paraissaient dépendre du différent degré de congestion dans lequel se trouvaient les vaisseaux capillaires et les veines des diverses parties du canal intestinal, de même que de l'engorgement des vaisseaux capillaires artériels, et enfin aussi de la couleur du sang contenu dans les vaisseaux.

Quand les intestins grêles avaient été ouverts, on reconnaissait que leur enveloppe était épaissie, surtout quand l'intestin n'avait pas été boursoufflé, et encore plus quand il était contracté; ils étaient fréquemment flasques, et plus faciles à déchirer : la surface intérieure était généralement couverte d'une masse tenace, visqueuse, de couleur terreuse, qui parfois présentait un aspect graisseux et jaunâtre. On observait principalement cette particularité dans le cas où la maladie avait fait une invasion soudaine, et n'avait pas duré long-temps. En écartant cette masse, on trouvait ordinairement la membrane muqueuse pâle dans la partie supérieure des intestins grêles, et au contraire d'une couleur foncée et dans un état de congestion dans leur partie inférieure, surtout dans les endroits où l'iléum avait extérieurement une couleur bleue ou pourprée. Quand la maladie avait duré long-temps, et notamment quand la constitution avait commencé à réagir, l'enduit visqueux se détachait dans un espace plus ou moins étendu, et nageait dans la matière fluide contenue dans les intestins grêles et les gros intestins. Alors la membrane muqueuse paraissait plus vasculaire, et les vaisseaux capillaires semblaient être plus injectés que dans la plupart des cas cités précédemment.

Les gros intestins étaient fréquemment contractés, quelquefois ils étaient boursoufflés, et dans quelqu e cas la contraction avait lieu dans certains endroits, et le boursoufflement dans d'autres. On observait communément de la congestion dans les veines et les vaisseaux veineux, surtout dans le tissu cellulaire qui joint les membranes les unes aux autres. L'enveloppe extérieure avait ordinairement une couleur foncée qui provenait du sang noir accumulé dans les vaisseaux. Souvent la membrane muqueuse était très-vasculaire ; quelquefois elle était d'un rouge foncé, principalement quand la maladie avait duré quelque temps, et quand des médicamens très-stimulans avaient été administrés. Le fluide que l'on y rencontrait, était généralement semblable à celui qui se trouvait dans les intestins grêles et dans le ventre.

Le foie était presque toujours d'une couleur très-foncée et gorgé d'un sang noir et épais. quelquefois ce viscère était d'un rouge pourpre ou d'un bleu foncé; dans d'autres cas, il était bariolé, grossi, flasque ou visqueux, et se déchirait facilement.

La vésicule du fiel était constamment remplie d'une grande quantité de bile épaisse et visqueuse ; quoique le conduit épatique fût large et ouvert, cependant l'issue du conduit cholédoque était ordinairement resserrée ; de sorte que la bile ne coulait dans le duodénum qu'après une forte compression. Chez les individus qui n'étaient morts qu'après une longue durée de la maladie, et chez lesquels une réaction des forces vitales et un écoulement de la vésicule avaient eu lieu, on trouvait cette vésicule presque toujours vide, ou bien elle ne contenait qu'une petite quantité de bile en bon état ; le conduit cholédoque n'était pourtant pas toujours exempt de resserrement, toutefois il était communément plus libre que dans les cas cités précédemment. Dans quelques circonstances rares, la vésicule était absolument vide, flasque et flétrie. Dans la plupart des cas, où il y avait eu de la bile contenue dans les évacuations, et où à la section l'on trouvait la vésicule vide, et où par conséquent l'on pouvait présumer avec raison, que pendant la vie la bile était passée dans les intestins, la masse visqueuse, dont la surface intérieure des intestins grêles était tapissée, s'était plus ou moins dissoute, et tantôt nageait dans le fluide que contenaient les gros intestins, tantôt avait été entièrement évacuée avec les selles.

La rate était généralement renflée, très-gorgée de sang noir, et sa texture presque toujours amollie. Dans quelques cas elle tombait en morceaux pendant qu'on l'examinait après les autres parties; ce qui pouvait être attribué au degré extraordinaire de distension qu'elle avait subie, aussi bien qu'à l'amollissement et à l'affaissement de son tissu. La couleur de ce viscère était toujours extrêmement sombre.

Les reins avaient communément une structure saine, et l'on n'y observait aucune altération organique dont on pût se servir pour expliquer l'interruption totale de leurs fonctions pendant la maladie.

La vessie était ordinairement vide et s'était retirée sous les os du pubis. Sa membrane muqueuse était fréquemment revêtue d'une quantité considérable de mucosité visqueuse. La contraction de la vessie était vraisemblablement une suite de l'absence de l'urine.

Le sang était d'une nature toute particulière. Dans les sections des veines on trouvait toujours les veines caves, les veines mésoraïques, les veines voisines du cœur, la veine porte, les veines iliaques et sous-clavières, de même que les sinus cérébraux remplis d'un sang épais, tenace et noir. La moitié droite du cœur était ordinairement gorgée de ce même sang, et quand sa moitié gauche en contenait également, il était absolument de la même nature. Les poumons étaient toujours abondamment gorgés d'un sang noir comme du jais, et dans tous les organes intérieurs il existait une congestion plus ou moins considérable de sang semblable à celui qui vient d'être décrit. Les vaisseaux de la surface extérieure du corps et des extrémités étaient ordinairement contractés et vides ou presque vides. La nature du sang tiré par la saignée dans les premières périodes de la maladie prouve que ce n'était pas après la mort qu'il prenait cet état. Dans les dernières périodes et surtout quand le choléra tendait à se terminer par la mort, cette nature particulière du sang était la plus frappante.

Du Traitement du Choléra asiatique.

Après avoir, avec autant d'exactitude que je

l'ai pu, et avec autant de détails que j'ai cru que me le permettrait le but que je m'étais proposé, tracé l'histoire et décrit les symptômes du choléra, puis exposé les causes de cette maladie, il me reste encore à m'occuper de l'objet principal de mon mémoire qui est la manière de traiter cette maladie. En effet, un traitement heureux de cette affection désastreuse doit être le principal but de nos recherches.

En parlant du traitement, on ne doit pas seulement avoir en vue le juste emploi des remèdes convenables quand elle a éclaté, il faut aussi chercher en général à empêcher qu'elle n'attaque les individus, et quand elle les a saisis, s'opposer à ce qu'elle exerce entièrement sa puissance redoutable. C'est pourquoi je me suis proposé, dans cette partie de mon travail, de parler d'abord des moyens propres à préserver du choléra asiatique, et ensuite de passer au traitement spécial de cette maladie.

I. *Moyens propres à préserver du Choléra
asiatique.*

A. *Moyens à employer par le gouvernement.*

Quand même le gouvernement ne serait pas
en état, par l'emploi des mesures les plus sévères, d'empêcher le choléra de franchir les
limites de son territoire, comme on vient d'en
voir malheureusement l'exemple en Autriche
et en Prusse, malgré le cordon sanitaire rigou-
reusement établi, néanmoins il a eu en son
pouvoir plusieurs moyens de s'opposer à ce
que cette terrible maladie ne se répande, et
par une activité attentive il a eu la faculté de
rendre moindre la proportion de la mortalité
ordinairement si considérable.

Avant tout, il est du devoir du gouvernement d'examiner la nature de l'air qui engen-
dre et propage la maladie, et en conséquence
de faire faire, avec tous les moyens qui sont
en son pouvoir, dans les lieux où elle s'est ma-
nifestée, les recherches les plus exactes. On
peut soutenir avec assez de certitude qu'il
existe en même temps dans l'atmosphère une

tension électrique particulière, plusieurs expériences prouvant que le choléra se propage dans une direction contraire à celle du vent, phénomène que nous observons aussi dans l'air des orages.

L'administration doit veiller aussi à ce que, dans les lieux attaqués et non attaqués, les causes qui en général rendent l'air insalubre, soient écartées. Les eaux stagnantes qui engendrent l'air méphitique doivent, lorsqu'il n'est pas possible de dessécher le lieu où elles croupissent, être conduites dans des fossés par lesquels elles puissent s'écouler, afin de perdre par là leur qualité nuisible. Dans les diverses localités les rues doivent être tenues très-propres, ce qui s'applique surtout aux rues étroites où beaucoup d'hommes demeurent ensemble; les égouts et les choaques doivent être mis hors d'état de nuire, et dans ces points il est important que chaque individu puisse en suivant fidèlement ce que le gouvernement prescrit, coopérer avec zèle à son propre avantage et à celui de ses semblables.

Les lieux situés dans des cantons bas, marécageux et très-couverts d'arbres, doivent, lorsque la maladie se manifeste, être évacués, s'il est possible, par les habitans, qui doivent se transporter dans des positions plus élevées : dans ces cas il convient que l'autorité veille à ce que ces émigrans trouvent des demeures plus saines et a ce que le bon ordre soit maintenu. Dans les lieux bas, lorsque les inondations rendent l'air méphitique, le choléra, conformément à la théorie et à l'expérience, se propage avec plus de facilité et de violence, et il se forme aisément dans ces endroits un foyer d'émanations, d'où la maladie se répand plus loin avec une force nouvelle. Lorsque l'émigration de ces lieux ne peut être effectuée à cause des difficultés infinies qui s'y opposent, il faut brûler fréquemment sur les places et sur divers points, dans le voisinage de ces localités, de grandes masses de bois, faire des détonnations de salpêtre, et autres opérations semblables qui dégagent beaucoup de gas oxygène, et chercher par ce moyen à purifier l'air.

L'administration doit faire connaître exactement à tous les citoyens, les causes accidentelles de la maladie, afin que chacun s'en préserve suivant ce qu'il lui sera possible de faire; le gouvernement doit aussi s'occuper de pro-

curer un nombre convenable de médecins,
afin que si le choléra vient à éclater brusquement, les secours les plus prompts ne manquent pas.

La maladie, ainsi que je l'ai dit plus haut,
pouvant se gagner d'un individu à un autre,
l'administration doit veiller soigneusement à
ce que, quand le choléra éclate dans une
maison, celle-ci soit aussitôt isolée rigoureu-
sement et que l'entrée en soit interdite à tout
le monde, excepté aux personnes nécessaires
pour soigner les malades.

Un nombre considérable d'habitans n'ayant
pas le moyen de se faire traiter chez eux, il
convient d'avoir une quantité suffisante d'hôpitaux, afin que tous les pauvres attaqués de
la maladie puissent y être portés sans délai. Il
faut aussi, dans le transport de ces malades,
prendre les mesures nécessaires de précaution, ainsi que celles qui concernent l'inhu-
mation des morts.

Cependant comme cet écrit est destiné non
à l'instruction des autorités, mais à celle des
particuliers, il est inutile d'exposer dans un
plus grand détail les mesures ultérieures que
le gouvernement doit encore prendre, et com-

ment il doit les exécuter. Mais d'ailleurs, le gouvernement se trouve dans une position difficile, car souvent il est placé dans la triste nécessité d'être obligé d'agir avec beaucoup de rigueur dans l'exécution des ordonnances salutaires qu'il a rendues. Que cependant il se garde alors d'inquiéter davantage et de pousser presque au désespoir le peuple déjà ému par le désastre de la maladie, et livré au chagrin et à la douleur de ce que l'on ne tient pas compte des sentimens sacrés qui lient entre eux les membres d'une famille.

II. *Précautions diététiques.*

Il s'agit ici de deux objets principaux, savoir : de faire en sorte que l'individu, lorsque le choléra a éclaté dans un lieu, ait le moins de disposition possible à gagner la maladie, et que quand il doit inévitablement en être attaqué, il puisse la dompter.

Pour parvenir à ce but, ne nous bornons pas à considérer l'homme comme un être purement physique, apprécions-le d'abord comme créature intelligente. Dans toutes les maladies contagieuses, on a fait l'expérience et elle a été complètement constatée dans le cas du choléra asiatique, que les personnes peureuses en sont atteintes les premières. L'inquiétude, la pusillanimité, le chagrin favorisent l'invasion du mal, et quand il se manifeste, lui donnent une mauvaise direction. La confiance en Dieu, le courage, la tranquillité sont des armes défensives contre le mal, et lorsqu'il n'a pu être évité, aident du moins à ce que l'issue de la maladie soit heureuse. Il n'appartient pas à la nature de cet écrit de montrer comment ces biens intellectuels peuvent s'acquérir, mais l'auteur est pénétré du désir le plus vif qu'ils ne manquent à aucun de ses lecteurs. Mais la sollicitude pour soi et pour les personnes de son affection est innée dans chaque homme et ne peut se bannir de son cœur; seulement il doit avec soumission avoir une confiance humble et une ferme espérance que son sort est dirigé par une main sage et bienveillante.

Heureuses les personnes qui, pour soutenir leur faiblesse mentale, ont dans leur voisinage des hommes qui savent, par leurs discours et leurs actions, ranimer les esprits. Et à qui dans les temps d'épidémies désastreuses ap-

partient-il mieux de consoler l'humanité in-
quiète, qu'au médecin de qui elle espère la
guérison et le salut. Que dans ces temps dif-
ficiles et malheureux, le médecin soit profondément pénétré de sa dignité intérieure, et
que sacrifiant volontairement sa vie au bien de
ses semblables, ce qui est sa première et su-
blime vocation, il joigne au traitement du
corps celui de l'esprit, en un mot qu'il se présente non-seulement comme médecin de l'enveloppe matérielle, mais aussi comme médecin
de l'âme. Il a des devoirs à remplir en vers le malade et envers tous ceux dont la vie est atta-
chée à la sienne par l'affection et la sollicitude.
Pendant que d'un côté tantôt il soulage les
douleurs du malade qui souvent a la conscience de sa fin prochaine, et lui administre
des médicamens, tantôt il adoucit son agonie
mentale en l'entretenant des sublimes vérités
de la vie, comme la religion et la science les
donnent, il doit d'un autre côté être le con-
solateur corporel et spirituel de ceux qui res-
tent et que l'affliction accable, leur inspirer
de la force, les aider à supporter courageuse-
ment l'événement inévitable, et par une véri-

table sympathie, ôter à la douleur son aiguillon malfaisant.

Dans les circonstances où souvent il est trop tard pour envoyer chercher un ecclésiastique, le médecin rentre dans ses anciennes fonctions de prêtre de la vie, placé entre le fini et l'infini, et comme dans les temps antiques, il paraît de nouveau comme médecin et comme prêtre.

Que l'homme cherche donc, autant qu'il lui est possible, à se dérober à toutes les émotions accablantes. La joie immodérée, la colère violente, l'inquiétude, la crainte, la douleur, les soucis affligeans pour l'avenir doivent être évités, car toutes ces choses empêchent les sources de la force vitale d'agir avec assez d'énergie pour s'opposer, dans les circonstances favorables, à l'invasion de la maladie à laquelle on veut échapper. Les dispositions de l'esprit, telles que la gaieté, la sérénité, et la confiance que l'on pourra aussi bien qu'un autre être épargné par la maladie, ces dispositions, dis-je, unies à un état de contentement intérieur, augmentent la vigueur du corps et le rendent moins susceptible d'être attaqué par le fléau.

Que l'on cherche à entretenir ses forces

physiques et intellectuelles dans les bornes d'une activité convenable à la santé. L'action de l'ame sur le corps exerce la plus grande influence sur la conservation de l'état normal. Un effort extraordinaire de l'esprit abat les forces du corps; tandis qu'une action modérée de celui-ci est singulièrement propre à relever les forces physiques. En conséquence, tout travail forcé et trop continuel de tête, et notamment l'étude pendant la nuit, produisent des effets nuisibles.

Une règle fixe pour le sommeil et la veille n'est pas moins importante. La veille, pendant la nuit, et un sommeil irrégulier, pendant le jour, dérangent très-aisément la santé et favorisent la naissance des maladies en rendant le corps extrêmement susceptible de recevoir tout miasme contagieux. Que l'on ne dorme pas plus de six à sept heures, car non-seulement le manque mais aussi l'excès de sommeil dérangent trop l'activité normale de la vie. Après plusieurs nuits passées sans dormir, on éprouve un sentiment de lassitude, les membres tremblent, l'appétit se perd, le battement du pouls est accéléré, le visage pâlit, les yeux deviennent rouges. Quiconque ne quitte pas le lit depuis minuit jusqu'à midi, éprouve les mêmes conséquences; on aperçoit chez lui les mêmes accidens que le manque de sommeil occasionne, et dans ce dernier cas, la disposition à gagner le mal, causée par la propre faute de l'individu, a les mêmes résultats nuisibles, puisqu'elle augmente visiblement l'aptitude à recevoir du dehors tout ce qui est malfaisant. L'usage le plus pernicieux est de rester indolemment dans un lit chaud pendant des heures entières sans éprouver le besoin de dormir.

Mais, de même que l'on observe la modération dans les efforts de l'esprit, de même il faut s'y conformer pour les forces du corps.

Les forces physiques gagnent par un exercice modéré, diminuent si l'on n'en prend pas, et s'épuisent par des efforts excessifs ou trop continués. L'exercice du corps est nécessaire; il favorise la circulation du sang, rend la digestion régulière, et est surtout utile quand on le prend en plein air et que l'on peut se procurer par là une distraction agréable. En conséquence, quand une épidémie règne, il doit être posé pour règle spéciale de faire régulièrement un fort exercice en plein air. Quiconque ne se promène pas tous les jours, au moins pendant deux heures, soit à pied, soit à cheval, soit en voiture, porte d'autant plus de préjudice à sa santé, que le séjour dans un appartement lui fait constamment respirer un air qui est plus ou moins corrompu par des émanations animales.

Il est de la plus grande importance d'apporter du soin dans le choix des alimens, soit solides, soit liquides, et il s'agit ici non-seulement de leur nature, mais aussi de la quantité que l'on en consomme. Sous ce dernier rapport, il faut surtout observer que le manque des mets et des boissons nécessaires, ainsi que leur usage immodéré, et la surcharge de l'estomac, peuvent être nuisibles, parce que de nombreux dérangemens de digestions en sont les résultats inévitables.

Mais que l'on se garde surtout de faire brusquement un changement important à sa manière ordinaire de vivre, qui était devenue une habitude, et ne nuisait pas évidemment. La simple privation d'anciennes habitudes, l'influence d'un nouveau train de vie, et des usages auxquels on n'est pas accoutumé, quand même ils n'auraient en eux rien de nuisible, peuvent donner lieu à des maladies. De même, des usages que l'on doit regarder comme préjudiciables peuvent perdre par une longue habitude leurs effets nuisibles, et ne pourraient être abandonnés sans conséquences fâcheuses.

Je fixe à dessein l'attention sur ce point, parce que la crainte qui règne et la grande inquiétude que cause l'approche de la maladie pourraient égarer plusieurs personnes et les faire aller trop loin dans leur abstinence diététique. C'est ainsi que j'en ai entendu qui, ayant appris qu'en Russie et en Pologne les buveurs d'eau-de-vie avaient été le plus aisément atteints du choléra, annonçaient que, lorsque ce fléau s'avancerait vers les frontières de leur pays, elles ne boiraient plus ni vin ni eau-de-vie. Or, c'est justement cette abnégation d'anciennes habitudes qui serait le parti le plus dangereux qu'elles pourraient prendre. Laissons à un homme, pendant le repas, son verre de vin, et après, son petit verre de liqueur, lorsqu'il y est accoutumé; s'il ne commet pas de plus grands excès, l'usage de ces breuvages spiritueux ne le rend pas susceptible de gagner le choléra. Même le buveur, s'il voulait brusquement quitter entièrement son ancienne habitude, ne réussirait qu'à se faire du tort, et il agira bien plus sagement en retranchant de moitié la quantité des boissons spiritueuses qu'il a coutume de prendre chaque jour, et en la diminuant peu à peu plutôt que tout d'un coup.

Pendant que d'un côté l'usage immodéré des boissons spiritueuses affaiblit chaque jour le corps de plus en plus, et que des moyens excitans toujours plus forts deviennent nécessaires pour la continuation de son existence, d'un autre côté, les mêmes boissons spiritueuses, prises modérément et à des intervalles convenables, animent l'activité vitale, produisent une excitation avantageuse, donnent de la gaieté, accroissent les forces nécessaires pour mieux résister aux influences dangereuses du dehors. Parmi les autres boissons, il faut éviter toutes celles qui passent promptement à la fermentation et gênent les organes de la digestion : par exemple la bière, surtout quand elle est aigre, le lait aigri, etc. L'usage journalier du thé est préférable à celui du café, parce que le premier est un léger stimulant du système nerveux sans agir aussi fortement que le café sur le système sanguin.

Quant au régime alimentaire, il faut éviter

en général tout ce qui se digère difficilement. Les alimens grossiers tels que les pois, les lentilles, les haricots, les mets farineux épais, les viandes grasses ne peuvent servir de nourriture qu'aux personnes qui doivent à un exercice constant et fort l'avantage d'avoir les organes de la digestion doués de vigueur.

Les alimens simples mais suffisamment nourrissans et faciles à digérer méritent la préférence. De ce nombre sont principalement les viandes de bœuf, de mouton et de veau, la volaille et le gibier. Leur préparation peut être variée, mais il faut toujours qu'elles soient abondamment épicées. Les viandes fraîches méritent toujours la préférence sur celles qui sont salées et fumées.

Une bonne soupe de bouillon avec addition d'œufs, et l'usage des œufs seuls sont surtout à recommander.

Parmi les végétaux dont il convient de se nourrir de préférence, sont ceux qui contiennent beaucoup de matière amylacée et sucrée, et les alimens qui ont été préparés avec des graines : tels sont l'orge mondé, le gruau, la semoule, le riz, les pommes de terre, etc. Tous les végétaux qui fermentent aisément, qui sont aigres ou aqueux, qui réfroidissent l'estomac et le bas-ventre, tels que les melons, les concombres, les fruits crus, les diverses espèces de choux qui causent des flatuosités, les champignons, les mets très-gras, sont nuisibles.

On doit également s'abstenir de salade, des différentes espèces de pâtisseries qui contiennent beaucoup de beurre, et des mets froids.

Dans les prescriptions diététiques relatives à l'usage des alimens, il faut avoir spécialement égard au naturel de chaque individu en particulier; et ces prescriptions doivent être modifiées suivant l'âge, le sexe, l'habitude et la constitution. On n'exposera donc sur ce point aucun principe positif.

Les personnes accoutumées à faire un grand usage des liquides, devront, pendant la durée du choléra, prendre des boissons rafraîchissantes et acidulées. L'eau sucrée mêlée de jus de citron a un goût agréable, apaise la soif, ne produit aucune congestion, et est douée d'une propriété fortement anti-septique; on peut la varier par l'addition de jus de cerise ou de framboise. Mais quiconque ressent de la faiblesse dans le canal intestinal ne doit user

que modérément de ces boissons rafraîchissantes, parce qu'elles diminuent les forces
digestives et occasionnent des diarrhées.

Mais que surtout on se garde d'excès de tous
les genres, notamment dans les plaisirs de l'a-
mour. Dans toutes les circonstances ils abrè-
gent la vie, mais pendant que l'épidémie domine, ils sont encore plus pernicieux. Car alors
la vie peut être ébranlée dans ses fondemens
même, et devenir si chancelante qu'à la première tempête, elle succombe.

Après avoir exposé en détail toutes les observations qui précèdent, je dois aussi fixer l'attention sur une circonstance très-importante : on
doit avoir le plus grand soin de maintenir la propreté non-seulement autour de soi, mais sur sa
personne même. On ne doit pas négliger de laisser pendant plusieurs heures les fenêtres ou-
vertes, afin que l'air se renouvelle dans les
appartemens ; on doit éloigner toutes les choses qui, par leurs exhalaisons, remplissent l'air
d'émanations quelconques, et ne sont pas propres à la respiration ; ainsi on doit éviter de
laisser dans la chambre à coucher les vases de
nuit et autres objets semblables. Il convient de
parfumer régulièrement toutes les chambres

et les antichambres deux à trois fois par jour. La meilleure espèce de fumigation est celle dans laquelle on emploie le vinaigre. On le fait évaporer en le versant sur des pierres échauffées, ou bien on le mêle avec des baies de genièvre et des clous de gérofle, et on place ce mélange dans une tasse que l'on pose au-dessus de la flamme d'une lampe, afin qu'il s'opère constamment une légère ébullition qui développe continuellement la vapeur salutaire. Il est aussi très-utile d'asperger fréquemment le plancher des appartemens avec du vinaigre, afin de remplir par ce moyen d'émanations acides l'air que nous respirons. On a aussi beaucoup recommandé les fumigations de chlorure, mais on ne doit les employer que lorsque les habitations ont besoin d'être purifiées et que personne n'y demeure, parce qu'elles deviennent très-promptement dangereuses pour la poitrine.

Pour préparer les fumigations de chlorure, on prend neuf parties de sel de cuisine pulvérisé, huit parties de manganèse également réduit en poudre, et seize à dix-huit parties d'acide sulfurique concentré, que l'on a étendu dans une égale quantité d'eau. On mélange

soigneusement le sel et le manganèse pulvérisés, on place cet amalgame dans un vase de
verre ou de porcelaine, et on verse dessus l'a-
cide sulfurique étendu d'eau.

On ne doit pas négliger la propreté de son
corps. Il faut, si cela est possible, changer
chaque jour de linge et se laver fréquemment
avec de l'eau froide. L'effet agréable et calmant
qu'un bain tiède produit sur l'harmonie du
système nerveux est très-avantageux, en excitant la transpiration et régularisant la force
vitale qui jouit ainsi de la même énergie
dans tous les points. Quand on le peut, il faut
prendre au moins deux bains par semaine.
Il n'est pas nécessaire de rester plus d'une
demi-heure dans le bain; il faut que l'eau ne
soit pas trop chaude, parce que dans ce cas
il en résulte un échauffement nuisible; une
température de vingt-quatre à vingt-six degrés
du thermomètre de Réaumur, est la plus convenable.

Ce qui concerne le vêtement n'est pas
moins important : il faut, pour écarter les atteintes du choléra, mettre le corps et surtout le
bas-ventre à l'abri du froid. On a observé que
le refroidissement a très-fréquemment occa-

sionné cette maladie, et il faut tout faire pour éviter ce qui peut la causer. On doit autant qu'il est possible entretenir constamment une légère transpiration du corps, et envelopper le bas-ventre d'une bande de flanelle. Mais il faut surtout avoir soin de tenir les pieds chauds, et à cet égard, quand le choléra paraîtra, nos dames feront bien, malgré leur répugnance à se résoudre à l'usage des bas de laine, de recourir à cette chaussure. Que l'on évite tout passage subit du chaud au froid; que l'on se tienne chaudement pendant la nuit, que l'on ne dorme pas en plein air, et que l'on ne sorte pas sans s'être vêtu de manière à conserver la chaleur.

Il est bon de maintenir la marche régulière des fonctions du bas-ventre, et s'il survient une constipation de faire usage de lavemens et de purgations douces par le sel amer (sulfate de magnésie et de potasse, etc.) Il est également avantageux de se frotter journellement le corps avec des étoffes de laines chaudes, et, quand cela est possible, avec du vinaigre chaud, de même que de boire assidument une infusion théiforme de camomille, de menthe poivrée, de mélisse et d'autres plantes aromatiques.

Pendant que le choléra règne dans une contrée, les riches ont de nombreuses occasions de coopérer au soulagement des hommes malaisés, soit en contribuant seuls, soit par leur réunion à plusieurs personnes bienfaisantes, à remédier au manque d'alimens sains et à l'usage de ceux qui sont de nature nuisible, à procurer de meilleurs vêtemens et à ranimer le courage des infortunés qui par l'effet des circonstances sont privés de leur travail journalier.

III. *Précautions diététiques pour les personnes qui ont des affaires dans le voisinage des malades du choléra.*

Il faut chercher, autant qu'il est possible, à éviter la sphère d'activité des hommes attaqués du choléra; par conséquent lorsque le devoir n'exige pas que l'on voye des personnes qui souffrent de cette maladie, il convient de s'en tenir éloigné, si on le peut, et de ne pas les aller chercher inutilement, surtout dans les hôpitaux. Souvent la première visite suffit

pour nous livrer au danger, souvent nous re-
cevons le trait empoisonné, au premier souffle
que l'on aspire près du lit du malade. Si cependant celui-ci après avoir reçu du soulagement des soins bienfaisans qu'on lui a donnés,
désire des consolations des personnes qui lui
sont chères, que l'homme avec une véritable
abnégation de lui-même, s'approche de l'homme,
sans redouter le danger par lequel on peut sauver une vie qui souvent nous est plus précieuse
que la nôtre.

L'inquiétude, la peur, la crainte du péril
doivent être absolument écartées quand on
va visiter un malade quelconque et notamment celui qui est attaqué du choléra. Ces af-
fections qui affaiblissent le moral diminuent
l'activité vitale et la rendent plus susceptible
des influences pernicieuses. Au contraire, la
confiance encourageante de vouloir être utile
pour le bien de ses semblables relève la force
vitale et s'oppose aux causes désastreuses.

Il est dangereux de visiter les malades étant
à jeun : l'opération de la digestion est accompagnée d'une excitation générale qui n'existe
pas quand l'estomac est vide, et augmente à
un certain degré l'action vitale, ce qui nous

rend bien moins aptes à recevoir les impressions du dehors. En conséquence, il convient,
avant que d'aller chez les malades, de boire
un ou, suivant son habitude, quelques verres
de bon vin, et de manger un peu d'un mets
bien assaisonné : mais que l'on se garde d'aller chez un malade quand on a trop bu.

Avant que de rendre visite à quelqu'un attaqué du choléra, on doit se laver le visage et les
mains avec du vinaigre, on peut encore s'en
rincer plusieurs fois la bouche, surtout si l'on
reste long-temps dans la chambre du malade;
mais il faut que celui-ci ne s'en aperçoive
pas. L'acide d'un vinaigre fort détruit en partie
la matière contagieuse avant que d'avoir tou-
ché la surface de la peau; elle la transforme
en air porté par la bouche dans les poumons,
et produit une légère contraction des pores
qui ôte à la contagion la facilité de se pro-
pager.

Si l'on s'approche du malade, il faut que
ce soit au pied du lit, où il y a le moins d'é-
manations, où son haleine nous rencontre
moins immédiatement. Se pencher sur la tête
du malade, et s'approcher ainsi de son souffle,
est ce qu'il y a de plus dangereux. Il y a de

même beaucoup de risque, lorsque le malade soulève la couverture du lit, ou se retourne ; les émanations se rassemblent et se réunissent sous la couverture, et s'échappent concentrées dans le moment où elle est levée. On s'en aperçoit à l'odeur particulière et très-désagréable qui est extrèmement sensible, et dont, à chaque instant, ce qui entoure immédiatement le malade est imprégné. Il est par conséquent très-à-propos, dans ces occasions, si on le peut, de ne pas respirer, de s'éloigner promptement de la sphère de cet air, et par l'ouverture des portes, ainsi que par celle des fenêtres, quand les circonstances le permettent, de raréfier l'air de la chambre, en y faisant entrer celui du dehors.

Quiconque est obligé de rester long-temps dans le voisinage du malade, doit avoir soin que la chambre de celui-ci soit d'une grandeur et surtout d'une hauteur suffisantes. Avant de visiter les malades qui demeurent dans de misérables maisons et des chambres étroites, il faut préalablement faire ouvrir les fenêtres, même quand le temps est froid, car la fraîcheur sera moins nuisible au malade que l'air épais dans lequel il vit, et qui détruit la santé de ceux qui s'approchent de lui pour lui faire du bien. Si la chambre est grande, il est néanmoins nécessaire d'y renouveler journellement l'air plusieurs fois, en ouvrant les portes ou les fenêtres : il est encore mieux, quand la condition du malade le permet, de lui destiner deux chambres, et de lui en faire changer au bout de douze heures, de manière que celle dans laquelle il ne couche pas, soit, pendant le temps de son absence, aérée, soumise à des fumigations, et en général nettoyée.

Les chambres chaudes ne valent rien dans les lieux où règnent les maladies épidémiques; elles sont nuisibles aux malades et aux personnes qui les entourent. Il faut ensuite avoir soin que le vase de nuit ne reste pas dans la chambre du malade; les émanations qui en sortent pourraient être très-dangereuses en empestant l'air qu'on y respire. On doit se garder de faire usage du vase de nuit du malade, et ne pas vider les déjections de celui-ci dans les latrines de la maison.

Indépendamment de l'observation de ces règles, il faut, autant qu'il est possible, tenir le malade et tout ce qui l'entoure dans une grande propreté; il faut changer souvent les draps de son lit, et nettoyer fréquemment et avec beaucoup de soin tous les vaisseaux dont il se sert.

II. *Traitement spécial du choléra asiatica.*

Quand on a une idée nette de la nature de la maladie, on peut espérer de la traiter avec un succès heureux : or on ne peut acquérir cette idée que par des observations exactes, attentives et dégagées de toute prévention.

L'ouverture des individus morts du choléra, et les expériences de plusieurs médecins, prouvent, de la manière la plus indubitable, que l'inaction du cœur et une dépression des forces vitales occasionnent le dérangement général de l'organisme. Il en résulte que le sang n'est poussé que d'une manière imparfaite à la surface du corps, et qu'il s'amasse en quantité extraordinaire dans le cœur, dans les grands vaisseaux veineux et dans les poumons, et qu'en conséquence de son état carbonisé à l'excès, ou non suffisamment oxygéné, il comprime entièrement ce qui reste de force au cœur, et le rend incapable de continuer régulièrement ses fonctions. Les poumons étant de cette manière embarrassés et engorgés, n'ont plus la faculté d'oxygéner le sang ou de le priver de son carbone; par conséquent la circulation devient plus lente, et il survient des engorgemens dans le système sanguin du bas-ventre, où s'opère une décomposition du sang, comme j'ai cherché à le prouver plus haut en parlant de la nature de la maladie.

Si cette manière d'envisager ce sujet est exacte, les indications pathologiques se présentent clairement; ranimer les forces vitales, rétablir l'équilibre dans la circulation, et détruire les engorgemens dans le système sanguin, tels sont les points principaux que nous devons nous efforcer d'atteindre.

Il n'existe aucun moyen qui puisse être employé également dans toutes les périodes du choléra asiatique; le traitement doit donc être modifié d'après les diverses périodes, et conformément aux accidens les plus nombreux.

1. *Traitement de la première période.*

On doit engager le malade à se mettre au lit et à se couvrir chaudement; on doit l'obliger à ne pas manger, et s'il existe encore de l'appétit chez lui, on lui donne un peu de bouillon gras ou une petite quantité de viande tendre qui ne doit être ni trop rotie, ni trop bouillie ; mais il ne faut servir ces choses au malade que lorsqu'il le demande expressément : on lui donne à boire une infusion légère de menthe poivrée ou de fenouil, toujours à petites doses, ou bien de l'eau panée, teinte d'un peu de vin rouge. On applique sur le ventre des sacs de son et de substances semblables chaudes et sèches. Si les vertiges et le mal de tête se déclarent, et si l'épigastre est douloureux, sensible, il faut avant tout recourir à la saignée.

Le but de cette opération est de diminuer les crampes et les congestions veineuses, de délivrer le cœur et les poumons de l'oppression, et de faire disparaître les symptômes les plus alarmans et les plus douloureux. Mais l'on ne peut atteindre ce but que dans la première période de la maladie, lorsque la circulation du sang n'a pas encore cessé aux articulations du poignet. Il est par conséquent très-nécessaire que les secours soient administrés de très-bonne heure, car, plus tard, il est rare que le sang coule de la veine, et quand cela arrive, c'est en quantité trop petite pour qu'il en puisse résulter une amélioration dans l'état du malade. Cependant quelques observations apprennent que, dans certains cas, la saignée ayant eu lieu, même dans les périodes subséquentes du choléra, le sang a coulé assez long-temps pour que l'équilibre de la circulation fût rétabli, et que le malade guérît. Dans ces occasions, le sang était d'abord épais et noir; il ne sortait que goutte à goutte; peu à peu il devenait plus fluide, coulait plus aisément et finissait par prendre une couleur rouge clair. On doit toujours se diriger d'après ce changement de couleur. Le sentiment de faiblesse qui se manifeste ne doit pas empêcher la saignée, car il n'est que momentané et s'évanouit aussitôt que le malade est débarrassé du sang engorgé dans l'intérieur de son corps, et que par ce moyen la circulation est rétablie.

Si la disposition au vomissement domine, il faut donner, de demi-heure en demi-heure, une petite cuillerée d'une poudre composée de parties égales de carbonate de soude, de crême de tartre et de sucre, et dont chaque famille devrait toujours avoir une provision.

Si la diarrhée est modérée, il ne faut pas se hâter de l'arrêter. Lorsque la langue est très-chargée, on peut même administrer un purgatif; on préfère généralement le calomélas mélangé avec de la gomme arabique à la dose de six grains.

Si les accidens augmentent, on donnera au malade quatre à six gouttes de menthe poivrée, et quinze à trente gouttes de laudanum avec quelques tasses de thé chaud.

On doit fortement recommander la friction des membres avec des morceaux de flanelle trempée dans de l'eau-de-vie concentrée ou dans du vin. Elles arrêtent la crampe cutanée, une sueur copieuse s'établit, la tête se dégage et les angoisses se calment.

On peut conseiller comme un très-bon moyen curatif, celui dont se sont servis les juifs de Wisnia, ville en Galicie, éloignée de trois quarts de lieue de Bochnia, fameuse par ses salines, et dont l'effet a été si heureux, que sur deux cent quarante individus qui furent attaqués du choléra, il n'en mourut que deux. Voici ce procédé : on prend une bouteille d'esprit de vin rectifié, une demi-bouteille de vinaigre, une demi-once de camphre, une demi-once de graine de moutarde, un quart d'once de poivre pilé, une forte cuillerée d'ail broyé, et un gros de poudre de cantharides ; on mêle le tout dans une bouteille qui, après avoir été bien bouchée et bien agitée, est exposée pendant douze heures aux rayons du soleil, ou bien chauffée aux charbons d'un foyer. Quand quelqu'un est attaqué du choléra, il faut à l'instant que des personnes vigoureuses, passant les mains sous la couverture du lit, frottent fortement et sans relâche les mains et les pieds du malade, jusqu'à ce qu'au bout d'un quart-d'heure au plus, celui-ci éprouve une sueur abondante ; pendant que ces frictions ont lieu, on lui fait prendre une tasse d'une forte infusion faite avec parties égales de camomille, de menthe ou de mélisse : quand la sueur s'établit, on lui charge le corps et la tête de couvertures, et on doit le laisser ainsi transpirer pendant deux à trois heures, mais il ne faut pas qu'il dorme. Ce temps passé, on lui enlève peu à peu l'excédant des couvertures, et alors il tombe dans un sommeil bienfaisant qui dure six à huit heures, et est accompagné d'une transpiration modérée. En se réveillant, il n'est pas affaibli; mais il est complètement sauvé et guéri, et doit seulement se ménager pendant quelques jours. On doit veiller très-soigneusement à ce que, les frictions terminées, le malade ne sorte pas même le doigt hors du lit; car, au milieu de la forte transpiration qui a lieu, le moindre refroidissement est mortel.

Quand les crampes de l'estomac se déclarent, il faut faire sur le ventre des applications de son et de cendres très-chaudes et très-sèches, et, en cas de besoin, établir aussi un vésicatoire dans la région ombilicale. Cette méthode est très-bonne à conseiller, car son effet ne tend qu'à occasionner le plus promptement possible une forte transpiration au malade : par ce moyen, la vie qui, par l'engorgement du sang, s'éloigne de la surface du corps et se ramasse dans les parties intérieures, se trouve, par les frictions et les sudorifiques énergiques, de nouveau poussée au-dehors, et le sang est maintenu dans une circulation convenable. Cette manière de traiter le choléra n'est pas à dédaigner, et quand même ses résultats favorables auraient été exagérés, on peut voir néanmoins que rien ne prouve que l'effet de ce procédé fort simple n'ait pas pu être heureux.

Quelque objection que l'on ait à opposer à cette méthode, on en peut élever également contre le traitement proposé par un médecin de Kœnisberg, parce que non-seulement il ne repose pas sur une appréciation exacte de la nature du choléra, mais que de plus, dans plusiéurs cas, il est presque impossible de le mettre en pratique. Cette méthode curative consiste en trois points : 1° dès le commencement de la maladie, appliquer un cautère actuel au creux de l'estomac; 2° ménager complètement le canal intestinal; 3° faire pénétrer l'opium par la peau (méthode endémique), et s'abstenir d'administrer aucune espèce de médicament intérieur ou de nourriture. L'inventeur de cette méthode veut surtout, après la saignée, agir par le cautère actuel posé au creux de l'estomac, et il excuse l'emploi de ce remède, extrêmement énergique, en disant qu'au commencement de la maladie les forces sont encore capables de résister à une si violente attaque, et que le mal ne s'est pas encore fixé complètement. Mais je le demande, combien peu de malades, surtout dans la pratique particulière, se conformeront à cette méthode? Je suis persuadé qu'elle trouvera peu de partisans, et qu'elle ne tardera pas à être oubliée.

2. *Traitement du choléra dans la seconde période.*

C'est dans cette période que les secours sont surtout pressans, et il est alors important que tout s'effectue avec promptitude et pourtant sans précipitation. Il ne faut jamais perdre de vue qu'il s'agit principalement de rétablir la circulation du sang et la chaleur organique.

Après que la saignée a été faite, que le corps et les extrémités ont été convenablement frottés avec de la flanelle chaude et sèche, et que des bouteilles d'eau chaude ont été placées aux mains et aux pieds; si les symptômes fâcheux continuent, si les crampes augmentent, si le malade éprouve une douleur violente et une chaleur brûlante dans la région ombilicale et au creux de l'estomac, si la peau est froide et couverte d'une sueur gluante, si la respiration devient embarrassée, si de grands maux de tête se font sentir, si le pouls manque ou est à peine sensible, il faut appliquer vingt à trente sangsues à la région ombilicale et au creux de l'estomac, et continuer les frictions; on doit laisser couler un temps suffisant les plaies faites par les sangsues.

On ne saurait assez recommander les bains chauds, et il sera bon d'en augmenter l'action par une addition de cendres. Pendant que le malade est dans le bain, on peut continuer à le frotter avec de la flanelle, et lui faire boire l'infusion indiquée précédemment. Les malades se sont trouvés si bien dans le bain qu'ils l'ont demandé avec instance comme la seule chose qui leur procurât du soulagement; on peut le répéter deux à trois fois par jour. Les crampes les plus violentes cessaient après que le malade en avait fait usage, les membres roidis reprenaient en quelque sorte leur souplesse et obéissaient de nouveau à l'empire de la volonté; enfin le vomissement et la diarrhée s'arrêtaient d'une manière surprenante.

Lorsque le malade sort du bain, il faut lui couvrir tout le corps de sacs remplis de sable chaud, et continuer les frictions.

Les bains de vapeur produisent également un effet très-avantageux, et c'est surtout dans cette période que l'on doit recommander les fumigations de vinaigre. On fait coucher le malade sur un chalit, dont le fond doit être en sangles de toile, et non en bois, au moins en totalité; on y pose plusieurs couvertures de laine, et un peu de paille. On enveloppe complètement le malade de couvertures, en laissant néanmoins la tête libre. On place sous le lit quelques bassins où l'on dispose des pierres rougies au feu. Les boulets de fer, conseillés pour le même objet, conviennent moins à cause de différentes espèces de gaz qui se forment dans l'évaporation.. On verse fréquemment sur ces pierres du vinaigre froid que l'on étend d'un peu d'eau s'il est trop fort. Ce bain de vapeur acétique peut être répété de trois en trois heures, et durer vingt minutes chaque fois. Plus les malades en ont fait usage, plus ils se sont sentis fortifiés. La chaleur artificielle qu'on leur communiquait ainsi calmait à l'instant les douleurs qu'ils enduraient. Ce moyen paraît répondre à toutes les indications, et mérite d'être employé pendant des heures entières dans les cas les plus désespérés.

Dans les intervalles, il faut faire usage des moyens rubéfians les plus énergiques. On a souvent eu recours avec un succès remarquable aux frictions d'esprit de térébenthine pour les crampes aux extrémités, etc.; on fait alors appliquer des sinapismes aux gras des jambes et à la plante des pieds, et quelquefois il est nécessaire d'en couvrir tout le tronc; seulement il ne faut pas les laisser en place plus de quinze minutes. Parfois on s'est servi de vésicatoires, mais les sinapismes agissent avec plus de promptitude et d'une manière plus déterminée sur la peau; par conséquent ils doivent être préférés. On peut encore les rendre plus actifs en y ajoutant des raclures de grand raifort (*cochlearia armoracia*).

Les frictions de substances spiritueuses prennent après les bains une place importante dans cette période de la maladie. Mais il faut les employer sans aucune interruption, et cependant pas à très-forte dose. Quand on ne peut ni ne veut faire usage du mélange prescrit précédemment, on doit se servir principalement, pour ces frictions, d'esprit de camphre, ou d'un mélange composé d'une livre d'eau-de-vie, deux onces de piment, trois gros de camphre et trois onces de térébenthine.

Dans le commencement, on avait beaucoup recommandé l'opium pour cette maladie, et presque toujours, on le donnait à très-hautes doses; toutefois, dans les derniers temps, on n'a point observé de résultats si avantageux. Quand on l'emploie dans la première période de la maladie, il peut produire de très-bons effets, surtout quand on le joint à d'autres médicamens. Mais quand la maladie est complètement formée, il sera moins utile à une époque plus avancée.

Le calomélas donné au commencement de la maladie, à fortes doses, et ensuite continué à plus petites, joint à l'opium ou à la noix vomique, a été conseillé comme un remède excellent pour le traitement intérieur du choléra; il doit être principalement administré dans les cas où il s'agit de provoquer des selles abondantes. Il favorise plus que tout autre médicament la sécrétion et l'excrétion de la bile; s'il parvient à la mettre en mouvement, et si les déjections commencent à être colorées par la bile, c'est un indice très-favorable. On a beaucoup vanté le camphre, et c'est avec raison, puisqu'il agit comme un stimulant énergique sur le système sensitif et sur les vaisseaux sanguins, et que par là il peut relever les forces vitales abattues, procurer au cœur la force qui lui manque, et dissiper les engorgemens de l'appareil vasculaire. On peut le donner intérieurement sous la forme liquide joint à l'éther sulfurique, par exemple une demi-once de mixture de camphre, laquelle contient neuf grains de cette substance, deux gros d'éther sulfurique, et une petite addition d'eau; on en donne une petite cuillerée chaque dix, vingt à quarante minutes.

L'huile de cajeput a été également recommandée; on sait qu'elle est retirée par distillation des feuilles du *melaleuca leucodendron*, arbre des Indes orientales. Elle est du genre du camphre, se rapproche un peu de la térébenthine, et facilite à un haut degré la transpiration cutanée, et la sécrétion de l'urine. Employée à l'intérieur et à l'extérieur, elle agit parfaitement comme moyen énergique excitant les nerfs dans les paralysies, ainsi que dans les faiblesses du canal intestinal. Elle a été souvent employée avec succès en Allemagne, dans les différentes espèces de crampes, et d'après la définition donnée plus haut de la nature du choléra comme d'une paralysie du cœur, on reconnaîtra aisément combien l'huile de cajeput peut être efficace pour la guérison de cette maladie. Elle peut être donnée à la dose d'une à six gouttes sur du sucre, ou avec de l'éther sulfurique.

Quand on n'a pas réussi dès le commencement à faire vomir le malade, il ne reste plus qu'à agir contre les symptômes violens, et on doit opérer promptement avec détermination, quand ils se manifestent. Le malade ne doit pas être laissé un instant seul; il faut qu'il soit constamment sous les yeux de quelqu'un qui sache procéder suivant les circonstances, et profiter des changemens qui surviennent.

Dans cette période, il se présente souvent un moment favorable pour une saignée. On le reconnaît à l'effort du système nerveux pour surmonter un obstacle qui existe, et c'est un symptôme extrêmement heureux qui ne doit pas être négligé. Cette réaction montre que la constitution s'efforce de rétablir la circulation, et l'on doit par une saignée aider cette crise de la nature, parce que l'organisme seul n'a pas assez de force pour éloigner l'engorgement.

Le traitement continue de cette manière, souvent avec des signes évidens d'amélioration, souvent aussi sans que les moyens employés changent aucunement la marche de la maladie. Le changement en bien qui se montre communément au bout de quelques heures, s'annonce par une évacuation de matière noirâtre, grise et visqueuse. Quand cette déjection a lieu, on fait bien de donner un purgatif énergique.

Le bismuth a été très-recommandé par un médecin de Varsovie; certainement il doit par ses vertus, propres à calmer les crampes, rendre de bons services dans plusieurs cas, cependant plusieurs essais ont prouvé que dans toutes les circonstances il ne produit pas l'effet pour lequel il a été vanté.

III. *Traitement du choléra dans la troisième période.*

Si les symptômes décrits plus haut comme annonçant une issue fâcheuse de la maladie surviennent, le mal est au-dessus des ressources de l'art. Si le malade éprouve une grande prostration de forces, s'il se manifeste un état comateux, si la maladie paraît passer à l'état de typhus, il faut appliquer sur la tête des enveloppes froides, et suivre un procédé plus excitant.

On donnera des infusions de valériane et de serpentaire, avec de l'ammoniaque succinique liquide, de la teinture de castoréum, et de temps en temps on fera avaler au malade une cuillerée de bon vin vieux. On ne peut trop recommander l'emploi fréquent de l'essence de menthe poivrée et de l'éther, et quand les forces vitales diminuent de plus en plus on administrera de la poudre de musc ou du sel volatil de corne de cerf.

Cependant, s'il survient des symptômes annonçant une issue heureuse de la maladie, que l'on se garde d'un procédé trop excitant. On laissera le malade couvert chaudement et l'on continuera l'emploi des applications chaudes, mais l'on cessera les fumigations et les bains, et l'on fera boire au malade une tasse de thé avec un peu de vin.

On cherchera, dans cette période de la maladie, principalement à prévenir de nouvelles congestions dans la poitrine et dans les intestins. Si le malade éprouve dans le bas-ventre une sensation douloureuse, augmentée par la pression, il faut y appliquer des sangsues en grand nombre, et surtout dans la région du foie.

On a beaucoup recommandé dans cette période de la maladie, et encore plus dans les précédentes, l'apposition de ventouses sèches sur l'abdomen et au creux de l'estomac, et on peut attendre d'heureux résultats de leur emploi comme excitant énergique.

Quelquefois une disposition à l'irritation dans l'estomac dure jusque dans les dernières périodes, mais en général elle cesse bientôt, et ce viscère garde les médicamens et les alimens.

Dans cette période il faut, en conséquence, examiner si dans les déjections une masse compacte, visqueuse, tenace et noirâtre a été évacuée; l'on doit chercher à effectuer sa sortie par des détersifs.

Dans un intervalle de douze à vingt-quatre heures, la maladie a généralement pris une marche décidée vers l'une ou l'autre issue. Mais quand même on aurait réussi à combattre

la violence des accidens, une attention ex-
trême et des soins continuels sont nécessaires
pour assurer le malade contre les suites qu'en-
traîne après lui le dérangement total de la
constitution qui a eu lieu. L'organisme est
complètement ébranlé dans ses fondemens,
et les fonctions organiques sont jetées dans un
tel désordre qu'il est arrivé des cas où chez
plusieurs individus la convalescence a duré
plusieurs mois, et d'autres n'ont pas pu se rétablir des suites de la maladie.

Souvent, comme je l'ai exposé plus haut,
après la cessation du choléra proprement dit,
elle prend un caractère typhoïde qui, de nouveau, menace la vie de grands dangers, si l'on
ne réussit pas à l'écarter au moyen de stimulans, par le camphre, le phosphore, la serpentaire, l'angélique, la naphte, etc.

IV. *Traitemens d'accidens isolés.*

On doit toujours être fermement persuadé
que les accidens isolés sont le plus efficacement
guéris par les moyens que l'on emploie contre
la maladie en général. Toutefois il survient

quelquefois des accidens partiels si pressans, que l'on est obligé de les combattre séparément.

Dans les vomissemens opiniâtres, un mélange par parties égales de carbonate de soude, de crême de tartre et de sucre, a de très-bons effets; on en donne de temps en temps plein une petite cuillère.

Dans les diarrhées violentes, on emploie, indépendamment de l'usage intérieur de l'opium et des fomentations au bas-ventre, des lavemens d'amidon de farine auxquels on ajoute dix gouttes de teinture d'opium; mais la totalité du remède ne doit pas contenir plus de deux tasses.

Contre la soif inextinguible, on peut faire prendre au malade une boisson toujours en petite quantité, par exemple, dans une cuillère ordinaire, afin qu'il n'en boive pas trop. On peut ainsi, à sa demande, lui en donner toutes les cinq minutes. On ne peut lui refuser entièrement l'eau froide, seulement il faut lui présenter alternativement quelque boisson mucilagineuse; par exemple, du gruau d'avoine et du thé, de la menthe poivrée. Quand la diarrhée n'existe pas, on peut lui administrer les boissons en plus grande proportion et à un degré de température plus froid.

Il n'est pas nécessaire d'employer de remède particulier contre la difficulté d'uriner.

La saignée et les frictions, ainsi que les bains, sont les moyens les plus efficaces contre les crampes.

On ne doit pas user de moyens fortifians et nourrissans contre la prostration des forces : elle n'exige pas un traitement particulier et dépend entièrement de l'état général du malade. Cependant elle peut rendre nécessaire la précaution de procéder lentement dans l'emploi des remèdes stimulans.

Règles particulières.

Il est à propos, quand le choléra asiatique se manifeste quelque part, que chaque famille ait une certaine provision de moyens curatifs afin que, si la maladie attaque quelqu'un, on évite toute perte de temps et que l'on puisse employer les remèdes convenables.

Voici en conséquence les choses dont il est bon de se pourvoir :

1° **Plusieurs** livres de plantes aromatiques :

telles que lavende, menthe poivrée, mélisse, camomille, calamus aromatique, rue, et autres semblables; il faut surtout faire bonne provision de menthe poivrée.

2° Du gruau d'avoine, tant pour l'usage intérieur que pour les fomentations.

3° Dix à vingt bouteilles de vinaigre.

4° Quelques bouteilles de bonne eau-de-vie.

5° Quelques bouteilles de vin vieux.

6° Une once d'une poudre composée de carbonate de soude, de crême de tartre, de sucre, pulvérisés en portions égales.

7° Une poudre composée de six grains de calomélas et de douze grains de gomme arabique à peu près en trois paquets.

8° Un gros de teinture d'opium.

9° Deux gros d'éther sulfurique, et une quantité égale d'éther acétique et d'éther phosphorique.

10° Quand cela est possible, le mélange prescrit pour les frictions, et que l'on peut préparer soi-même.

11° Trois onces de teinture de piment.

12° La même quantité d'esprit formique.

13° Six grains de phosphore dans six onces

d'huile d'olive; il faut le garder dans un endroit sombre.

14° De la serpentaire; on en fait infuser deux gros dans une tasse d'eau chaude, et, après l'avoir passée et laissé refroidir, on en fait prendre, toutes les demi-heures, une cuillerée avec dix gouttes d'éther sulfurique.

15° Un peu de poudre composée d'un grain de musc et de dix grains de sucre.

16° Une cinquantaine de sangsues.

17° Quelques onces de moutarde.

18° Une quantité suffisante de vieux morceaux de linge et de laine.

19° Du chlorure de soude et de chaux, dont on lave les murs de la chambre et le parquet.

Les quantités que je viens d'indiquer ne sont calculées que pour une personne ; il s'ensuit que toutes ces choses ne sont pas employées à la fois, ni dans la même proportion dans tous les cas.

Toute personne riche doit, dans les temps où sa santé l'exige, s'assurer d'une garde qui ait de l'expérience, et, quand cela est possible, avoir toujours auprès de soi un médecin jeune, attentif et actif, afin qu'à l'apparition

du premier symptôme, il soit en état d'appliquer convenablement les mesures nécessaires.

Je termine ici ce petit travail : puisse-t-il
être favorablement accueilli, et remplir l'objet
auquel je l'ai destiné. Dans le moment actuel,
la perspective de l'avenir est sombre ; d'un
côté les nuages effrayans ne sont pas encore
disparus de l'atmosphère politique ; de l'autre
un fléau épouvantable menace notre existence.
Notre devoir, dans des conjonctures si graves,
est de remettre, avec une assurance calme et
une pleine confiance en Dieu, tout notre être
dans les mains de celui qui nous a créés, et
d'accepter avec patience ce que l'avenir nous
réserve, soit la vie avec ses jouissances, soit
la mort inexorable.

TABLE.

PIN DE LA TABLE.

www.ingramcontent.com/pod-product-compliance
Ingram Content Group UK Ltd.
Pitfield, Milton Keynes, MK11 3LW, UK
UKHW022308070726

13614UKWH00002B/610

9 782016 204665